重庆市传染病预防与控制体系优化策略研究

陈　菲◎著

重庆大学出版社

图书在版编目（CIP）数据

重庆市传染病预防与控制体系优化策略研究 / 陈菲著.
-- 重庆：重庆大学出版社, 2022.10
ISBN 978-7-5689-3512-8

Ⅰ.①重… Ⅱ.①陈… Ⅲ.①传染病防治 – 研究 – 重
庆 Ⅳ.①R183

中国版本图书馆CIP数据核字（2022）第161330号

重庆市传染病预防与控制体系优化策略研究

陈菲 著

策划编辑：胡 斌

责任编辑：姜来富　　　版式设计：胡 斌
责任校对：刘志刚　　　责任印制：张 策

*

重庆大学出版社出版发行
出版人：饶帮华
社址：重庆市沙坪坝区大学城西路21号
邮编：401331
电话：（023）88617190　88617185（中小学）
传真：（023）88617186　88617166
网址：http://www.cqup.com.cn
邮箱：fxk@cqup.com.cn（营销中心）
全国新华书店经销
重庆长虹印务有限公司印刷

*

开本：720mm×1020mm　1/16　印张：12.25　字数：203千
2022年10月第1版　　2022年10月第1次印刷
ISBN 978-7-5689-3512-8　　定价：72.00元

本书如有印刷、装订等质量问题，本社负责调换上海市加强公共卫生体系建设三年行动计划项目：

区域公共卫生体系能力现代化的建设标准和绩效考核（项目编号：GWV-12）

重庆市科技局技术预见与制度创新项目：

重庆市国家医学中心建设的实施策略研究（项目编号：cstc2021jsyj-zzysbAX0037）

序

  传染病一直是阻碍人类社会发展的因素，虽然随着科学技术和经济水平的提高，很多在历史上曾造成恐慌的恶性传染病已经被现代医药学解决，但是近年来不断有新发传染病给社会造成了巨大的影响，说明传染病的预防与控制是一项长期且艰难的工作，今日乃至未来将始终是全球公共卫生工作的热点和重点问题，其防制有效与否对人类的健康和社会的发展意义重大。近年来重庆作为我国西部唯一的直辖市在公共卫生服务体系建设，特别是提升传染病预防与控制中心等专业防制机构的综合能力方面取得了一定的成绩。尽管如此，传染病预防与控制形势仍旧严峻，常见传染病的威胁持续存在，新发传染病不断出现，均提示传染病的预防与控制任务依然艰巨。如何建立完善的传染病预防与控制体系以有效应对复杂化的传染病问题仍是重庆面临的重大议题之一。本研究聚焦重庆作为评价对象，围绕传染病预防与控制领域所需应对的问题，利用前期研制的一流公共卫生体系的定位和标准，对重庆市传染病预防与控制体系的现状进行了系统评价，并在此基础上提出优化策略。通过这些尝试，一方面希望为公共卫生领域的研究者提供系统性评价的研究框架和评价工具，另一方面可为实践领域的工作者优化公共卫生政策体系提供借鉴和参考。

陈　菲

2022 年 8 月于重庆渝中

前言

　　传染病是由各种病原微生物感染生物体后产生的具有传染性、在一定条件下可造成流行的疾病，能在人与人、动物与动物、人与动物之间传播，会危害感染者的身体，轻则损害健康，重则造成死亡，同时也会增加其他健康群体感染的风险。

　　从 20 世纪 50 年代起，"预防为主"始终是我国的卫生工作方针，尤其在遭遇"非典"和"新冠"之后，传染病预防与控制（以下简称"防制"）对中国公共卫生工作的意义更加重大，国家提出加强疾病预防与控制体系建设，针对传染病的发生和传播，采取一系列防控手段来预防和阻止传染病的暴发或流行，从而达到保护人民健康，保障国家安全的目标。

　　随着经济的发展和科技的进步，传染病预防与控制体系也日趋健全，针对传染源、传播途径以及易感人群所采取的预防与控制手段也愈加先进。抗菌药物的问世、发展，更是强化了对传染病的防控，使得多数传染病的发病率明显下降，尤其是疫苗的研发和推广，使得传染病的疾病谱发生了很大的改变，许多曾在历史上造成大恐慌的恶性、烈性传染病逐渐得到遏制甚至被解决和消灭。随着防控工作的开展，天花等曾经肆虐的恶性传染病已然消失，脊髓灰质炎等传染病在全球范围内得到控制，鼠疫、霍乱等烈性传染病也在多数国家和地区得到有效控制。

　　在诸多健康与卫生问题中，传染病预防与控制始终是世界各国高度重视的公共卫生问题。传染病的防制任重而道远，在人类与传染病的对抗中，虽然人类医学、科技在进步，但病毒也在进化，即使我们消灭了旧传染病，新传染病又会产生，全世界科学和公共卫生研究者必须面对这样一个现实：面对传染病带来的不断挑战，我们必须随时准备应对这场无声的战争，建立健全传染病预防与控制体系对于维护人们的健康意义重大。

本研究基于健康领域风险预警与治理协同创新中心上海市加强公共卫生体系建设三年行动计划项目，围绕传染病预防与控制领域所需应对的问题，利用前期研制的一流公共卫生体系的定位和标准，对重庆市传染病预防与控制体系的现状进行了系统评价和探根求源，并在此基础上提出优化策略。

目录
CONTENTS

第一章 传染病预防与控制体系

第一节 人类与传染病斗争的历史

历史上众多传染病的暴发和流行被称为瘟疫，那些极为惨烈的瘟疫铭刻在了人类与传染病斗争的历史卷轴上。

天花是一种古老的烈性传染病，最早可追溯至 3 000 年前的古埃及。公元 165 年，天花席卷了整个罗马帝国，仅在罗马，每天至少造成 2 000 人死亡，在 15 年的肆虐时间内，杀死了意大利全国三分之一的人口。15 世纪，天花再次流行于欧洲大陆，规模更甚从前，下至贫民上至贵族都难逃厄运。到 18 世纪，全欧洲死于天花的总人数高达 1.5 亿。1518 年，天花随着西班牙殖民者登陆美洲，无数民众被天花夺去了生命，几十年间墨西哥、巴西等地死亡人数达到数千万。

鼠疫在公元 6 世纪、14 世纪和 19 世纪末分别有过三次世界性大流行。公元 541 年，从埃及发端的查士丁尼瘟疫就是欧洲的第一次鼠疫流行。这次流行直接导致拜占庭帝国失去了接近一半的人口，并在后续的 200 年内反复肆虐。14 世纪的第二次大流行规模更甚，直接使欧洲大陆三分之一的人口病死，成为历史上最大的灾难之一。鼠疫的第三次大流行发生于公元 19 世纪末，数十年间，波及亚洲、欧洲和非洲的 60 多个国家，死亡人数达千万以上。

1817 年以来，霍乱共有七次世界范围内的大流行。在前六次的大流行中，仅印度死亡人数就有约 3 800 万人。第七次霍乱从 1916 年一直延续至今，给亚洲、非洲、欧洲、美洲、大洋洲的 140 多个国家和地区带来了难以想象的灾难。时至今日，在许多经济落后的地区，每年仍有上万人死于霍乱。

历史上多次流行流感，曾被人们误以为是上帝的惩罚，并把它命名为"influenza"，意即"入侵魔鬼"。首次大流行出现于 1918 年，系西班牙流感（H1N1 型）引起，估计死亡超过 5 000 万人；1957 年出现亚洲流感（H2N2 型）大流行，1968 年出现香港流感（H3N2 型）大流行，均波及多个国家和地区。1977 年的"俄罗斯流感"重现 H1N1 亚型毒株流行。1997 年，在中国香港首次发现禽流感病毒 H5N1 型会感染人类，感染者病情危重，病死率高，人感染高致病性禽流感蔓延至 15 个国家和地区，死亡率高达 59%。2009 年 4 月起源于墨西哥的甲型 H1N1 流感大流行，到 2010 年 7 月，已经波及 214 个国家和地区，死亡 18 239 例，据美国疾病控制与预防中心的报告，这次甲型 H1N1 流感大流行所造成的社会损失与 1957 年及 1968 年流感大流行相当。2011 年的肠出血热造成德国数千人感染，50 人死亡，在当时影响了众多欧洲国家；美国 2012 年的流感大流行造成全美 10 个州 20 余名儿童死亡。

2003 年传染性非典型肺炎（SARS）暴发，累计涉及全球 32 个国家和地区，病死率近 11%，造成 813 人死亡，经济损失高达 110 亿美元。全球疾病负担研究显示，因早亡所损失的寿命年数排前十位的死因中包括艾滋病（AIDS）和疟疾，分列第 7 和第 9 位。与 2005 年相比，2015 年登革热发病人次数上升比例高达 143.1%，HIV/AIDS 患病人数升高 21.1%，结核病患病人数升高 9.2%。

2020 年，新型冠状病毒肆虐全球，无论是落后国家、发展中国家，抑或是发达国家无一幸免，根据世界卫生组织统计数据，截至北京时间 2022 年 3 月 24 日，全球累计新冠肺炎确诊病例 4.76 亿例，累计死亡病例 612.75 万例。该病毒的长潜伏期、高传播性使其成为了人类的又一梦魇。

传染病伴随着人类文明进程而来，并对人类文明产生深刻和全面的影响。因传染病的肆虐而对世界政治、经济、军事发生重大影响的事情不胜枚举。传染病的发生和传播不受国界和地域的限制，气候变暖、贸易全球化、航空和交通的便捷，使传染病的传播更加迅速。传染病造成大量劳动力的损失，增加了医疗的需求，加重了家庭和国家的经济负担，对人类产生极大的威胁。

第二节　我国传染病预防与控制体系发展历程

1934 年 3 月，党领导和协调根据地卫生防疫工作的中央防疫委员会成立。在抗日战争和解放战争时期，陕甘宁边区政府把开展全地区卫生运动列为施政纲领。1941 年陕甘宁边区成立了防疫委员会，开展以灭蝇、灭鼠，防止鼠疫、霍乱为中心的军民卫生运动。1945 年 4 月，毛泽东在《论联合政府》一文中谈到新中国成立后人民政府的任务时指出："应当积极地预防和医治人民的疾病，推广人民的医药卫生事业"，这体现了中国共产党把搞好卫生防病工作当作关系革命成败的一件大事来抓，坚守以人民健康为中心的初心。

一、我国疾病预防与控制体系初具雏形时期（1949—1978 年）

1949 年，中国人均预期寿命仅 35 岁，面临着多种疾病流行和肆虐的严峻考验。1950 年 9 月，政务院第 49 次政务会议报告指出："我国全人口的发病数累计每年约 1.4 亿人，死亡率在 30‰以上，其中半数以上是死于可以预防的传染病，如鼠疫、霍乱、麻疹等，黑热病、血吸虫病、疟疾等也严重侵害着人民的健康。"新中国成立初期，全国法定报告传染病的发病率达到 3 000/10 万。1953 年，政务院批准在全国范围内建立卫生防疫站，属卫生行政部门管理的事业单位，兼有卫生执法监督和技术管理双重职能。到 1965 年年底，全国共建成各级卫生防疫站 2 499 个，配备人员 4.91 万人，其中卫生技术人员 4.1 万人，新中国卫生防疫体系初步建立。各地卫生防疫站承担了"灭四害"和"鼠疫、霍乱、天花等传染病"的防制工作，在这之后的一段时期内，我国疾病预防和控制工作取得不断进步。1958—1961 年，一些地方将卫生防疫站、专科防治所、卫生行政机构、医疗保健机构合并，以致防疫站的相对数量持续下滑，防疫机构的专业工作受到影响，部分传染病患病率有所回升。随着 1962 年党中央"调整、巩固、充实、提高"八字方针的提出，卫生防疫体系逐步恢复到正常发展轨道。"文革"期间，卫生防疫体系遭受严重破坏。很多地方的卫生防疫机构或被撤销或被合并到卫生行政部门或者医院，防疫站的数量迅速下降，部分传染病疫情复发，甚至出现流行的情况。当时流行性脑脊髓炎发病累计达 300 万人以上，发病率为 403/10 万，病死率为 5.49%。另外，江苏、山东、河南、安徽、湖北五省的疟疾发病人数达 2 000 万左右。1978 年，原卫生部发布的《中华人民共和国急性传染病管理条例》明确提出，各级卫生防疫站对甲类和乙类急性传染病的预防、报告、处理等具有业务指导的责任和监督的权利。到 20 世纪 70 年代末，中国仅用世界卫生资源的 1% 便解决了世界 22% 人口的卫生与健康问题，被世界银行称为"低收入发展中国家举世无双的成就"。

二、我国疾病预防与控制体系恢复和发展时期（1979—1997 年）

随着国家经济实力不断增强，卫生防疫机构在全国范围内迅速得到恢复与发展。十一届三中全会后，中国卫生防疫站步入恢复时期，1979 年，原卫生部颁布《全国卫生防疫站工作条例》，明确卫生防疫站是应用预防医学理论和技术进行卫生防疫监测、监督、科研、培训相结合的专业机构，是当地卫生防疫业务技术的指导中心，对卫生防疫站的机构设置、任务范围、队伍建设、工作方法作了原则性的规定。原卫生部、财政部、国家劳动总局联合下发了《卫生防疫人员实行卫生防疫津贴的规定》。1980 年，国家编委和原卫生部联合下发了《各级卫生防疫站组织编制规定》，原卫生部下发了《关于加强县卫生防疫站工作的几点意见》。1981 年，原卫生部在北京结核病研究所的基础上成立了全国结核病防治研究中心，1982 年全国各级结核病院、结核病防治所（站）达510 个，病床 2.72 万张，卫生技术人员 2.37 万人。国家提出 20 世纪末在全国范围内基本消灭麻风病，在流行区分别建立省级麻风病防治研究所，县级设立麻风防治站或防治院，至 1985 年全国各地建立麻风病院 59 个、麻风病防治站 727个。1982 年，围绕加强卫生防疫体系的内涵建设，各级卫生防疫机构通过推进科学管理，制定实施卫生防疫技术规范，加强了县级卫生防疫站的规范建设和基础设施建设。1983 年 7 月，《中华人民共和国食品卫生法（试行）》实施，规定卫生行政部门所属县以上卫生防疫站或者食品卫生监督检验所为食品卫生监督机构，负责管辖范围内的食品卫生监督工作。铁道、交通、厂矿卫生防疫站在管辖范围内执行食品卫生监督机构的职责，接受地方食品卫生监督机构的业务指导。1983 年原卫生部报请国务院批准，决定建立中国预防医学中心。中心主要承担五个基本任务，包括进行预防医学的技术理论和实践研究，对省、自治区、直辖市卫生防疫机构的卫生监督及对预防疾病的实际工作提供技术指导并培训专业人员，指导卫生防疫和疫病监督监测工作，组织有关卫生法规、标准的制定及开展技术政策的研究工作和开展预防医学情报资料的收集和交流。1985 年年底，全面恢复了卫生防疫站。自此，从国家预防医学中心到省、地（市）县及各部门卫生防疫站，基本形成了较为完善的卫生防疫组织体系。

1986 年，中国预防医学中心更名为中国预防医学科学院。同年，第六届全国人大常委会会议通过了《中华人民共和国国境卫生检疫法》，防止传染病由国外传入或者由国内传出。到 1986 年底，全国卫生防疫站达 3 516 个，配备人员 15.53 万人，其中卫生技术人员 12.11 万人。1989 年，第七届全国人民代表大会常务委员会第六次会议通过了《中华人民共和国传染病防治法》，规定国家对传染病防制实行预防为主的方针，并将传染病分为甲类、乙类和丙类，预防、控制和消除各类传染病的发生与流行。此外，原卫生部相继出台《传染病防治法实施办法》《尘肺病防治条例》《化妆品卫生监督条例》《公共场所卫生监督条例》《突发公共事件应急条例》等，为疾病预防体系建设提供了强有力的法律依据。1992年，原卫生部防疫司、监督司在吉林省吉林市、上海嘉定县试点卫生防疫体制改革。各地也先后在实践中探索卫生监督和疾病预防控制机构设立的新模式。原卫生部下发《全国卫生防疫工作规范（试行）》，提出了要促进卫生防疫工作的科学化和规范化。同年2月，卫生防疫司组织制定卫生防疫站等级评审标准。

随着社会主义市场经济体制的逐步建立，疾病谱和死亡谱的改变，出现防疫防病机构功能、管理体系与社会发展不相适应的现象。中国卫生防疫系统开始将传统的、单纯应对传染病的理念转向慢性病领域（包括伤害和精神卫生领域）拓展。1994年原卫生部适时地将卫生防疫司改为疾病控制司，增设慢性非传染性疾病控制处。同时，加强国际结核病防控、计划免疫的合作，引进国际先进经验；依靠科学，注重基础建设，进一步完善了冷链系统，实现了计划免疫三个85%的目标并加大了对重大疾病的防控。1995年，原卫生部决定在全国实施卫生防疫站评审制度，颁布了《全国卫生防疫站等级评审管理办法（试点方案）》和《全国卫生防疫站评审标准》，并于1996年对全国卫生防疫站实行评审。1996年，上海市卫生防疫站作为第一家省级站，通过原卫生部卫生防疫司组织的省级一等站的现场评审。卫生防疫站等级评审的推进，促进了卫生防疫站的内涵建设，通过制定和实施卫生防疫技术规范，加强目标管理，进一步推进卫生防疫站的基础设施建设，卫生防疫能力有了极大地提高。

随着公共卫生领域法律、法规的相继公布实施，中国传染病管理和公共卫生监督工作进入了一个崭新的时期。在这一时期，传染性疾病的控制取得了新的进展。继灭绝天花以后，性病、黑热病、回归热也基本被消灭，鼠疫得到基本控制，与计划免疫相关的传染病的发病率都有了显著下降。到1996年底，全国卫生防疫站达4 000个，配备人员21.52万人，其中卫生技术人员16.81万人。

三、我国疾病预防与控制体系发展新时期（1998—2002 年）

1998 年，全国卫生防病体制改革逐步拉开序幕，上海市在全国率先成立上海市疾病预防控制中心。国家先后出台《关于疾病预防控制体制改革的指导意见》和《全国疾病预防控制机构工作规范》等，加快推进疾病预防控制机构建设，卫生防疫站更名为疾病预防控制中心，并整合中国预防医学科学院、卫生部工业卫生实验所、中国健康教育研究所、中国农村改水技术中心，组成中国疾病预防控制中心。将原有的卫生监督执法职能划出，新增慢性非传染性疾病防控等公共卫生职能，提高了国家防范生物恐怖活动和应对突发卫生事件的反应能力，加大了对地方疾病预防控制工作的指导力度，并带动全国各级政府迅速组建相应的对口机构。2002 年，27 个省级疾病预防控制中心挂牌运行，同时大约 1/3 的地市和 1/5 的县也组建了疾病预防控制中心。2003 年，疾病预防控制中心在各个行政层级都建立起来，绝大部分是原防疫站（所）更名而来。由此，国家、省、地（市）、县四级疾病预防控制中心为主体的疾病预防与控制体系初步形成。根据改革后疾病预防控制中心的基本职责和任务，原卫生部制定了《全国疾病预防控制机构工作规范》，疾病预防控制中心的成立整合了疾病预防控制、公共卫生技术管理和服务的职能，集疾病预防控制、监测检验评价、健康教育与健康促进、应用研究与指导、技术管理与服务为一体，以促进健康为唯一目标，从单一、分散的科研型、创收型机构向公益型、服务型机构转变。机构管理上实现了从传统的经验管理、行政管理、科学管理向以法制管理为核心的规范化管理转变。到 2002 年底，全国建立疾病预防控制中心（防疫站）3 463 个，配备人员 20.44 万人，其中卫生技术人员 15.68 万人。这一时期，我国疾病预防与控制体系建设主要呈现以下特点：①国家制定了大量公共卫生法律、法规，使卫生防疫体系建设初步进入法制化轨道；②卫生防疫体系的主体机构——卫生防疫站在各地得到迅速重建，各级政府在处理突发公共卫生事件时，能够在较短的时间内控制住疫情蔓延，虽然付出的代价较大；③在新增慢性非传染性疾病防控职能和剥离卫生监督执法职能后，防疫站逐渐演变为疾病预防控制中心；④由于国家财政投入不足，卫生防疫体系建设大量依靠国际合作项目，很多基层防疫站不得不依赖创收才能维持人员经费及运行开支。

四、我国疾病预防与控制体系快速建设阶段（2003—2012 年）

2003 年的"非典"疫情，暴露了我国疾病预防与控制体系的诸多缺陷，如应急能力不足、疫情报告信息网络不畅等。2003 年，国务院颁布了《突发公共卫生事件应急条例》，以法律的形式明确了我国对突发公共卫生事件应当遵循的原则和方针，并规定了各级政府及相关部门在应对突发公共卫生事件中的责任与义务。"非典"暴发为促进中国疾病预防控制体系的能力建设提供了重要契机。2004 年政府工作报告中明确提出："要力争用三年时间，基本建成覆盖城乡、功能完善的疾病预防控制和医疗救治体系，提高应对重大传染病等突发公共卫生事件的能力。"修订了《中华人民共和国传染病防治法》，明确了各级政府承担传染病防治工作的主体责任，并对突发公共卫生事件的应对做出了具体规范。2005 年，国家出台《关于疾病预防控制体系建设的若干规定》，旨在加强疾病预防控制体系建设。国务院发布了《国家突发公共卫生事件总体应急预案》，明确了我国应急管理体制建设的目标。2007 年，第十届全国人民代表大会常务委员会第二十九次会议通过了《中华人民共和国突发事件应对法》。《国家突发公共卫生事件应急预案》《国家突发公共卫生事件医疗卫生救援应急预案》，这些法律法规及其配套的标准、规章、规范、程序等几乎覆盖公共卫生工作的所有领域，为疾病预防控制提供了有力的法制规范、管理条件和手段。到 2008 年底，全国疾病预防控制中心达 3 534 个，配备人员 19.7 万人，其中卫生技术人员 14.9 万人。SARS 疫情发生之后，各级政府加大了对疾病预防控制体系建设的投入力度。2003—2006 年间，全国各级疾病预防与控制中心开展疾病预防控制体系建设项目 2 448 个，总投资 105 亿元，主要用于加强传染病和紧急救援中心基础设施建设。同时，疾病预防控制中心人员经费由同级政府财政予以保障，运行与业务工作经费由中央和地方财政共同保障。2009 年中共中央、国务院推出新一轮医药卫生体制改革方案，全面推行国家基本公共卫生服务项目和重大公共卫生服务项目。提出要建立健全疾病预防控制、健康教育、妇幼保健、精神卫生、应急救治、采供血、卫生监督和计划生育等专业公共卫生服务网络。2012 年，政府对疾病预防控制财政投入占政府卫生支出的比例达 3.5%。同时，防制队伍能力建设也得到了明显提高。2012 年，疾病预防控制机构在岗人员的学历构成中，大专和中专分别为 37.7% 和 28.7%，本科 25.8%，而研究生占 3.6%。相较于 1988 年，研究生增加了 32.7 倍、本科增加了 3.4 倍。SARS 疫情还加速了我国传染病疫情信息报告系统的发展。2003 年后，我国加强了公共卫生信息系统建设，利用现代通信手段在全国建立了统一、高效、快速、准确的疫情报告系统，形成了纵横畅通的传染病信息报告网络，实现了传染病疫情从信息采集、信息发布到数据利用的全过程管理。中国疾病预防控制信息系统于 2004 年 1 月 1 日在全国范围启用，传染病疫情由之前的逐级上报汇总数据，转变为以互联网为基础的网络直报个案信息，共覆盖 39 种传染病。2008 年建立起来的国家传染病自动预警系统实现了对多种法定报告传染病异常情况的自动探测和预警响应，三级指挥决策系统初步形成。传染病网络直报体系的建立，有力地加强了对法定传染病疫情的报告与响应，极大地提升了对公共卫生事件的应急能力，成功应对了多起突发传染病，包括 2005 年人类感染甲型 H5N1 禽流感、2009 年全球甲型 H1N1 流感大流行等。

2003—2012 年这一时期，疾病预防控制体系的主要特点有：①传染病法律法规得到进一步完善，人大常委会针对突发公共卫生事件立法，卫生行政部门以此为依据制定各种流行病应急预案；②政府加大财政投入力度，各级疾病预防控制中心的基本建设和硬件设施配备得到显著改善，业务及运行经费由中央和地方财政共同承担，人员经费则由地方财政予以保障；③借助现代信息化手段，建立了覆盖全国各个地方的传染病网络直报系统，自动监测和预警响应多种传染病异常情况，极大地提高了各级疾病预防控制中心对于公共卫生事件的应急能力。

五、我国疾病预防与控制体系健全发展阶段（2013—2021 年）

随着全球化、城镇化的发展和人口老龄化的加速，疾病谱的变化，生态环境和生活方式等不断变化以及某些人畜共患病的持续发生，我国人民同时面临着来自急性传染病和慢性非传染性疾病的双重威胁。2015 年十八届五中全会首次提出推进健康中国建设，深化医药卫生体制改革。2016 年召开全国卫生与健康大会，习近平总书记提出了"以基层为重点，以改革创新为动力，预防为主，中西医并重，将健康融入所有政策，人民共建共享"新时代的卫生方针。党的十九大报告进一步提出"实施健康中国战略"，明确健康中国建设的具体方略。2019 年第十三届全国人民代表大会常务委员会第十五次会议通过《中华人民共和国基本医疗卫生与健康促进法》，这是卫生健康领域第一部基础性、综合性的法律，为推进健康中国战略提供了有力的法律保障。由此，卫生服务模式由"以疾病治疗为中心"转向"以人民健康为中心"，健康不再只是卫生一个部门的事情，而成为所有政府部门在做重大决策和发展规划时必须优先考虑的重要因素之一。2020 年习近平总书记在主持召开专家学者座谈会时，集中表述了要健全与完善公共卫生应急管理体系，同年 6 月，国务院新闻办发布了《抗击新冠肺炎疫情的中国行动》白皮书，白皮书对我国抗击新冠疫情的经验进行了系统性的总结。在卫生方面，主要的经验就是牢牢抓住防控和救治这两个主要战场，协同作战，其可以归纳为建立统一高效的指挥体系，建立全民参与的严密防控体系，全力救治患者、拯救生命，依法、及时、公开、透明地发布疫情信息，发挥科技支撑作用。在社会方面，我们凝聚起了抗击疫情的强大力量，其集中体现在人的生命高于一切，举全国之力来抗击疫情，平衡疫情防控、经济发展和社会民生。在国际方面，我国积极构建人类卫生健康共同体，谋求与相关国家和国际组织合作。2021 年 5 月 13 日，国家疾病预防控制局正式挂牌，意味着疾控机构职能从单纯预防控制向全面维护和促进全人群健康转变，新机构将承担包括制订传染病防控及公共卫生监督的法律法规草案、政策、规划、标准，国家免疫规划等；指导疾病预防控制体系建设，规划、监管传染病医疗机构及其他医疗机构疾控工作；规划指导疫情监测预警体系建设，负责传染病疫情应对；指导疾控科研体系建设；公共卫生监督管理、传染病预防控制监督，健全卫生健康综合监督体系等五大职能。

第三节　我国疾病预防与控制体系取得的巨大成就

新中国成立以来，中国特色的疾病预防与控制体系不断得到发展和完善，以较低的投入有效控制和消除了严重危害人民身体健康和生命安全的多种疾病，创造了人民健康水平大幅提升的世界奇迹。1950—2010 年，疾病预防控制在人群期望寿命提高中的贡献率高达 78%。2021 年 6 月 30 日，世界卫生组织（WHO）宣布中国通过了消除疟疾认证，这是我国继天花、脊髓灰质炎、丝虫病、新生儿破伤风之后消除的又一个重大疾病。由于政府高度重视公共卫生和疾病预防控制工作，通过不断加强公共卫生体系建设，强化顶层设计，优化体制机制，着力政策落实，公共卫生治理体系和治理能力得到明显提升。

一、传染病预防与控制体系基本建成

目前中国传染病防控体系主要由国家级、省级、地市级、县级 4 级疾病预防控制中心组成，社区（乡镇）承担基本预防保健工作，分别隶属同级卫生行政部门组织领导，并接受上级疾控中心业务指导；基本形成由国家、省、市、县 4 级疾控中心和各类专病防治机构、医疗机构、基层医疗卫生机构共同构成的疾病预防控制体系，建立了具有传染病和突发公共卫生事件应急处置优势的疾控队伍，现场流行病学调查、实验室检测、信息监测管理等能力明显提升。在运行机制上，中国传染病防控体系人员经费主要由同级政府财政保障，运行与业务工作经费由国家重大公共卫生服务项目、基本公共卫生服务项目和地方财政共同保障。

二、卫生应急管理体系和工作机制逐步建立

目前已经建成了全球规模最大的法定传染病和突发公共卫生事件网络直报系统。国家和省级均设立突发公共事件卫生应急指挥决策中心，同时建立由卫生健康部门牵头、30 多个部门参与的应对疫情联防联控工作机制，成功防范和应对了新冠肺炎、甲型 H1N1 流感、H7N9 等突发疫情，有力、有序、有效组织开展了一系列突发事件紧急医学救援，得到国际社会的广泛赞誉。

三、重大疫情医疗救治水平持续提升

基本建成由医疗机构和专业公共卫生机构，特别是传染病专科医院、感染性疾病诊治和重症医学能力强的综合医院，以及基层医疗卫生机构组成的传染病救治网络。新冠疫情期间，各级疾控中心与卫健委间及时响应、紧密联系，建立了高效的一体化指挥体系；发挥了中国集中力量办大事的制度特色，举全国之力抗击疫情，构建了全民参与的严密防控系统；国务院建立联防联控机制，各地启动重大突发公共卫生事件应急响应，在最短时间内形成了一道全国疫情防控网。

四、重大疾病医疗保障和应急物资保障体系基本建立

初步建立覆盖全民的多层次医疗保障体系，群众患病后可通过基本医保、大病保险、医疗救助、应急救助等多渠道获得补偿。此次新冠肺炎疫情期间，对所有患者实行就地免费治疗。应急物资储备制度和重要应急物资的生产、储备、调拨、监管和紧急配送系统初步建立。

五、公共卫生国际合作成效显著

积极参与全球卫生安全治理和卫生突发事件的应对合作，援助有关发展中国家提升公共卫生能力。新冠肺炎疫情发生后，中国始终本着公开、透明、负责任的态度及时向国内外发布疫情信息，积极回应各方关切，加强与国际社会合作，主动与世卫组织和其他国家分享有关病毒基因序列和防控救治经验，深入开展公共卫生国际科研合作，同世界卫生组织和国际社会一道，共同维护地区和全球的公共卫生安全，得到世卫组织和国际社会的高度评价。

第四节 我国疾病预防与控制体系面临的新挑战

长期以来，以预防为主的工作方针是结合我国国情确定的最有效、最经济的工作方针。但因为普通民众对"以预防为主的工作方针"的理解不够深入，重视程度不足，导致"重医轻防"的问题普遍存在，以预防为主的工作方针并没有真正被落实。各部门对"健康融入所有政策"的理解和执行差异较大，真正落实到行动上的很少，对辖区内公共卫生资源统筹、体系建设、保障制度等工作重视不够，严重影响了以预防为主工作方针的落实。

在"重医轻防"的问题上，主要表现为疾控部门在医疗卫生体制中的相对地位持续下降，从队伍规模来看，我国疾控机构队伍不稳定，高端人才流失严重，全国疾控队伍规模缺口巨大。有统计显示，我国疾控人员数、疾控人员占医疗卫生人员比重、每万人疾控人员数等均处于持续下滑状态。2019年，我国国内疾控人员不到19万人，比"非典"时期下降2万多人，跌幅超过10%。从国际比较来看，我国每万人疾控中心人数仅为1.35人，低于国家编委规定的核定值1.75人，更远低于美国的9.3人和俄罗斯的13.8人。更严重的是，"三级医疗

预防保健网"基本上履行的"三级医疗卫生服务网"职能，预防保健职能淡化。如重建该网络，据估算，需按 3~6 人 / 万人作为基层疾病预防控制人力配置标准，这样全国基层需要 42 万～84 万从事疾病预防控制职能的人力，才能实现全覆盖。除此以外，疾控机构性质、职能定位、能级管理不清等也暴露出中国疾控体系的问题。"非典"之后，原卫生部下发了《关于疾病预防控制体系建设的若干规定》，明确规定了各级疾控机构和医疗卫生机构的职责，对推进全国疾控体系建设的发展发挥了重要作用。但近年来，这一文件要求并没有得到充分的落实。疾控体系的改革发展也相对滞后于经济和其他社会事业的发展。疾控体系建设现状与人民日益增长的健康需求不适应的矛盾越来越突出。

疾控机构作为公益类事业单位，各类法律、法规明确其机构职能定位是技术指导支撑，没有行政管理和独立决策权力。而且，各级疾控机构的定位也分工不清。省、市、县的机构能级和工作重点缺少清晰划分，国家疾控机构职责与地方各级机构职责脱节，工作任务能级分工"上下一般粗"。加上我国机构设置及行政规范也都是以部门直线职能式设立，各地均以国家卫生行政部门的设置安排，从上到下一条线执行。从 2014—2019 年这几年间的中央财政投入经费便可看出，2014 年，国家"公共卫生专项任务经费"的项目拨款为 5.29 亿，而到了 2019 年，这笔预算同比下降 14.9%。反之，2014 年对公立医院的财政拨款为 36.19 亿，到 2019 年，这一预算同比增长 38.8%。

在卫生信息化建设中，公共卫生信息化建设进度明显滞后，做不到互联互通。各级疾控中心所涉及的包括疾病监测、预防接种、卫生应急管理、慢性病防治、五大卫生等工作，均未能建立完整的自上而下（或自下而上）的信息系统。各地建立国家全民健康基础信息系统与疾控机构设置的信息系统，在基础信息收集、录入、标准使用、管理部门等均分离推进，未能统筹开展，更未建成统一高效的公共卫生信息平台，大家各自为战，造成信息"烟囱"和"孤岛"，导致很多工作无法有效对接，大量数据无法有效利用。

新老传染病的混合流行给公共卫生体系带来了巨大挑战，疾病预防控制机构存在经费投入保障不足、职能定位和职责边界不清、医防割裂严重、公共卫生人才总量不足、待遇保障水平较低、网底薄弱、基层队伍老化、急性传染病防制削弱等一系列困难和挑战，政府部门、专业机构对传染病防控的预判还需要进一步加强，公众应对传染病的素养总体水平较低，防控知识缺乏、防控意识薄弱、传染病防控人员配备不足尤其是基层疾控中心人力资源短缺，传染病防控人员的业务素质不高，业务技能掌握程度较低、防控措施落实不到位，服务水平和工作效率低，公众的防治需求较高、传染病疫情网络直报不畅等问题。

第五节 国内外传染病预防与控制体系建设研究

一、国外传染病预防与控制体系建设经验

疾病预防与控制体系作为公共卫生服务体系的重要组成部分，对提高人民健康水平有着显著的保障和促进作用。1948年，世界卫生组织在其组织法中指出，"政府对人民健康负责任，只有通过适当的卫生保健和社会措施才能履行其责任。"

美国采用的是联邦（卫生和人类服务部的疾控中心）、州（公共卫生局）和地方（公共卫生局）三个层面垂直管理体系。美国疾控中心每年的经费为120亿美元，国民人均约40美元，这些经费支持了2万多名员工，一百多个世界级实验室，数十个不同国家的合作项目，以及美国公共卫生项目。美国各州和地方卫生部门拥有超过20万名员工，并且公共卫生工作者几乎涵盖了传染病、环境健康、非传染性疾病和躯体损伤等，以及健康促进和疾病预防等各个领域。在美国疾控中心工作的顶级专家，其薪酬会高于政府标准工资。美国疾控中心有权向美国总统直接汇报，并拥有行政职权，能调动国家医疗物资。疾控中心、州和地方疾控工作人员都属政府雇员，工资、福利由联邦、州和地方政府拨款。据江苏省卫生厅学习实践科学发展观活动调研组研究显示，在经费来源方面，美国公共卫生体系采取的是市场导向，但疾控中心收入以财政投入为主。州公共卫生费用包括联邦拨款、州拨款和追加基金。疾控中心与州卫生行政部门和地方卫生机构均没有行政隶属关系，疾控中心向各州落实项目、收集信息，同时提供资金；向下亦如此。美国模式的特点为，疾控中心采取大量监控措施用于卫生预防，包括国家重点疾病监控体系负责报告危险疾病的所有病例；卫生保健工作人员全国监控体系防止卫生保健人员在职业中面临感染疾病的危险；危机ID网和全球新出现传染病预警网络直接从国内外许多医院取得资料，帮助

疾控中心发现疾病并分析趋势。美国各州在面临危机时能迅速得到联邦援助，从而避免危机影响到全国疾病监控工作。在美国，国家响应框架中界定联邦政府需履行的 15 项应急支持功能，美国疾控中心除了主要履行第 8 项职责——公共卫生及医疗服务外，其第 15 项职能——应急状况下的公众信息和外部沟通是所有政府部门都需要履行的应急职责。

英国也非常重视疾控体系的建设。英国的公共卫生运动兴起于 19 世纪三四十年代的工业化时期，一直持续到第一次世界大战。在这场公共卫生运动中，1848 年《公共卫生法案》的通过具有标志性的意义，它是世界上第一个现代公共卫生法案，由此开始建立起了全国性的公共卫生体系，这是从思想观念到社会资源分配，以及制度安排的一次重大变革。英国疾控网络实行垂直管理体系，包括中央和地方两大部分。中央为卫生部等政府职能部门和全国性专业监测机构，负责疫情分析判断、政策制定、组织协调等。地方有行政和公共卫生部门（包括传染病控制中心分支机构、国民保健系统所属医院诊所、社区医生等），负责疫情的发现、报告、跟踪和诊断治疗。英国实行全民覆盖和人人享有医疗服务的保障制度，医疗卫生资金主要通过税收筹集，政府负责筹资与服务，英国国家医疗服务系统是英国最大的健康卫生组织。英国的医疗卫生支出每年超过 760 亿英镑，2005 年医疗卫生支出占国内生产总值的 9.4%，超过欧盟的平均水平。

日本厚生劳动省是日本负责医疗卫生和社会保障的主要部门，设有 11 个局，主要负责日本的国民健康、医疗保险、医疗服务提供、药品和食品安全、社会保险和社会保障等职责。地方都道府县卫生部大多数将卫生保健与福利功能设置在一起；基层市町卫生局设有民生系、保险系、卫生系等，主管当地医疗卫生保健工作，保健服务由保健所和市町村保健中心提供。日本最早的传染病法律法规是 1897 年制定的《传染病预防法》，新的传染病防治法于 1999 年 4 月实施，全名为《传染病预防与传染病患者的医疗法》（简称"《传染病防治法》"），共有 14 章 81 条，从整体上规范国家和各地方政府的传染病对策，特别是对各地方政府，从传染病的信息收集、患者诊断、消毒、新传染病的对策到医疗费用的负担都做了详细的规定，日本根据《传染病防治法》为各类传染病患者的收治指定了不同级别的医疗机构，可分为特定传染病、Ⅰ 类、Ⅱ 类和结核病指定医疗机构。日本的《检疫法》赋予了检疫站卫生中心的地位和职责。

按照 2015 年出版的《日本卫生应急处置法律反应报告》，发生公共卫生危机时，日本各级地方政府的保健所在地方卫生管理中处于中心地位。遇上传染病流行时，保健所能够协调医疗服务提供者、医学研究者、药剂师协会等社会资源。日本模式的特点为防治结合，通过在每个市町村设立健康保健所将危害生命或健康的影响降到最低。除了医疗内容以外的几乎所有关系到健康问题都属于保健范畴，基本都有立法支持，如《母子保健法》《老人保健法》《预防接种法》以及健康促进对策等，并定期修订。

俄罗斯联邦国家卫生防疫工作是由各种机构、企业、事业单位组成的一整套系统，其目的是保障人民健康的卫生防疫和疾病预防。1991 年成立的俄罗斯联邦卫生防疫监督委员会，与国家卫生部平级，集卫生防疫监督行政机构和卫生事业实体于一身。国家卫生部下设各级卫生防疫监督中心，执行国家法律法规，开展监督、监测工作和对专业人员的培训、技术指导工作，并开展科研工作。按俄罗斯联邦制定的法规规定，卫生防疫部门的工作人员和专家都属于公务员，他们的工作具有独立性，在工作中需要获取技术资格证和执照。俄罗斯还特别注重疾病预防的相关制度建设。1992 年俄罗斯联邦政府公布了俄卫生防疫法规，该法规第五章对卫生防疫财物保障体系作了详细规定，俄卫生防疫机构的经济保证由国家预算资金、卫生防疫备用基金、预算外基金三大部分组成。国家预算资金是根据卫生防疫工作任务决定的，由最高苏维埃审批。卫生防疫备用基金是为处理传染病紧急疫情或中毒事件所需而设立的，预算经费由俄联邦政府审批。预算外基金是卫生防疫经费补给的又一重要来源，其中包括技术监测有偿服务费、罚款收入、交通工具和技术装备更新等，俄法规中还规定了卫生防疫组织免缴税收和土地使用税等项政策。

印度的医院系统由上至下由国家级医院、邦（省）级医院、地区级医院、县级医院、乡级医院组成。印度公共卫生体系中的五级医疗网络在保护印度国民尤其是贫困人口的基本健康方面发挥了重要作用。在主要的疾病控制方面，印度一直采取垂直管理的方式（vertical implementation structure），中央政府启动了从中央到地方垂直管理的医疗项目。这种方式能够确立非常明确的职责范围，有专门的服务供给系统（service delivery system），适合于在短期内能有显著预期成效的疾病控制项目。但是这种管理体制针对每一种特殊疾病的控制，都有一套独立的权力体系，运行成本非常高昂，项目之间各自为政，浪费资源，也降低了效率，而且在政策衔接之间难有连续性。印度公共部门的医疗保健服务主要是由地方政府、州（联邦）政府和中央政府承担责任，其中地方和州（联邦）政府承担费用支出的 3/4，中央政府负担大概 1/4。三者共同在全国范围内向各级公共医疗网免费提供公共资金和管理费用。印度有一套全国统一的医疗系统疫情报告机制，分别从中央、邦和地区 3 级监测疫情信息。重大变化当日报告，每周汇总报告，同时配有每日异常公共卫生事件信息收集与核实机制，利用媒体报道搜集信息。不过，该机制执行中也面临资金短缺、基层医疗人员专业性差等困难。印度政府在后来的公共卫生保健管理体制方面尽量克服和避免垂直管理带来的弊端，州（联邦）政府将各个项目的人员和资源统一起来，成立地区健康委员会负责所有卫生医疗事务。

澳大利亚由三级政府（联邦政府、州政府、地方政府）和非政府组织、学术机构、私人组织和社区团体为各类预防工作提供资助并开展实施。通过提高公众认识的运动和基于社区开展的健康促进项目将目标锁定在预防风险因素上，而通过健康咨询建议和有效疾病管理进行预防的工作通常由初级医疗护理提供者开展，包括全科医生、专家和联合的医疗护理专业人员。

意大利的国家民事救援办非常注重平时的信息收集工作，当有突发公共事件发生时，国家民事救援办立即对发生事件的损失和严重程度进行评估，再决定是由市政府、省政府、大区政府或中央政府来组织应对和救援。必要时申请宣布"紧急状态"，并在国家民事救援办的协助下，由政府将各部门协调起来，联合应对各种突发公共事件。在整个应对过程中，国家民事救援办主任直接向总理负责。

巴西充分发挥政府主导和市场补充两个方面的作用，通过立法在全国范围内建立了"统一医疗体系"，该体系包括三级医疗服务网络、全民免费医疗制度和个人医疗保险制度。此外，患者首诊必须到社区卫生服务机构看病并需要预约。社区卫生服务机构根据病情程度确定去留，需要转院治疗时由社区卫生服务机构直接与转诊办公室联系，由转诊办公室联系并安排适当的医院就诊。

综上各个国家的疾病预防与控制体系，有以下几个共同点值得借鉴：①着眼于国家安全战略需要，立足国内、放眼全球；②定位明确，疾控机构为技术官僚机构，人员以专业技术人员为主，主要负责人须有医学相关专业背景；③权责分明，集行政管理与技术管理于一身，能调动各种资源，技术措施落实快捷高效；④疾病预防和控制体系是传染病防控和突发公共卫生事件中的核心部门，并发挥决策作用，保证了其指导医疗卫生及其他机构的权威性和有效性；⑤充足经费的保障机制和分配权力，既能保证应对的科学技术水平，及在全球公共卫生领域的引领地位，又能保证上下级的政令畅通；⑥建立信息、资源协调共享机制，拥有信息收集、协调与发布权；⑦工作人员待遇好，能吸引人才，留住人才，员工归属感强，队伍稳定；⑧疾病预防控制工作需要上下联动，横向协同，才能发挥好整体效能。

二、国内外传染病预防与控制体系建设研究

美国疾病预防控制中心在 1988 年首次制定了《公共卫生监测系统的评价指南》，从公共卫生事件的重要程度，即发病率、患病率、死亡率等敏感指标、监测系统的实用性、监测系统资源等方面对公共卫生监测系统评价体系进行了阐述。世界卫生组织（WHO）在对全球结核病疫情的研究后，于 1991 年推行了医防结合的结核病服务模式，并推荐各国使用。WHO 还针对传染病监测系统的运行过程进行了评价，以此为基础阐述了传染病监测系统目前存在的不足，并提出了改进策略。2000 年，韩国政府引入流感哨点监测、儿科哨点监测、校本哨点监测和眼科哨点监测等，完善了传染病监测和反应系统。2001 年世界卫生组织与部分成员国共同协作制定了《传染病监测与反应系统评价草案》，并于 2004 年制定了传染病监测与反应系统的评价框架，规定了评价的目的、内容以及具体步骤，从监测结构、质量、过程等方面评估了现有的监测系统，然后于 2005 年对国际卫生条例进行了修订，明确了各成员国在面对重大传染病等突发事件时必须具备报告、分析、检测以及应对等基本能力，并在后续逐步开展传染病应对能力的评估与建设。联合国艾滋病规划署（UNAIDS）针对艾滋病高危人群的特点，开发了评估低流行地区以及集中流行地区的疫情评估工具，对艾滋病发病情况进行时点估计，之后，联合国艾滋病规划署运用该评估方法评估了亚洲、东欧、南美洲的 55 个国家及地区的艾滋病疫情。2006 年沙拉（Sarah）等研究者对美国的公卫服务体系的现状进行了梳理，认为体系正面临服务质量

低下、资金筹集困难等问题，并提出了部分改进措施。2009 年，乌克兰建立艾滋病疫情监测和评估系统，主要组成部分包括常规监测（孕妇、捐赠者和新兵等特殊人群的病例登记和筛查）、哨点监测（对高危人群进行定期血清学和行为调查）、方案监测（衡量艾滋病预防、治疗和护理的绩效）以及评估和研究（业务研究、影响评估、估计和建模）。2010 年依拉尼让（Iranian）等通过薪酬水平、薪酬支付方式、薪酬确定方法等对加拿大传染病预防与控制卫生技术人员的薪酬体系的构建和优化进行了评价。2010—2013 年，欧洲传染病预防与控制中心建立了"基于指标为主，基于事件为辅"的监测方法，成立了传染病监测小组，进行快速风险评估。英国为了降低 2012 年伦敦奥运会和残奥会未确诊严重传染病的风险，开发了由临床医生向监督小组报告和评估的 USII 监测模式。2013 年丹尼尔（Daniel）、蒂伊登斯（Tijdens）等也分别就德国与澳大利亚的传染病预防与控制卫生技术人员的薪酬体系进行研究和评价。2016 年，欧洲疾病预防控制中心为筛选国际移民中的传染病患者建立了系统审查制度。六个传染病工作组各提出针对一个或多个传染病的证据，并提出中间关键问题，进行排序。然后，研究小组构建了一个包含儿童和成年流动人口的逻辑模型，明确勾勒出证据路径，以指导搜索和综合。2018 年，研究者应用多准则决策分析方法，由专家组给每个标准分配一个权重，再由网上调查的评分分数加权，确定了 98 种传染病监测、预防和控制的优先次序。2021 年，坦桑尼亚建立了综合疾病监测和反应系统，该系统的核心监测职能包括病例发现、确认、登记、报告、数据分析、准备和应对，并提供反馈。

国内关于传染病预防与控制体系评价指标的研究比较丰富，学者们构建了中国传染病监测系统综合评价指标体系，包括监测系统结构和功能、监测系统基本属性、运行保障等 4 大类 95 项具体指标。同时构建了传染病预防与控制体系评价的指标体系，涉及人力资源、疫情管理、防控效果等多个指标，并从预警系统信号响应情况、信号特征等分析传染病自动预警系统的运行情况。对传染病防控装备体系进行了研究论证，通过参考装备配置标准、专家咨询等明确了评价三级装备种类和数量的标准。从免疫预防、传染病监测、实验室能力、宣传教育等方面入手初步构建了疾病预防控制中心对传染病防控能力的评价指标体系，并运用所建立的指标体系对样本城市疾病预防控制中心进行了评价。

我国传染病预防与控制工作立足于"预防为主"，逐步形成国家及地方政府承担防治主体责任，卫生行政部门制定政策规划，专业卫生机构如疾病控制中心监测、报告传染病，并指导各类医疗机构的诊疗工作，各级各类医疗卫生机构依法开展传染病预防、救治、康复等具体诊疗活动的管理体系。传染病的应急防控体系评价主要包括制度性评价、考核性评价和分级性评价。

我国对于传染病防控体系管理与监控机制评价的研究多集中在司法审查、党政工作、网络舆情等方面，鲜有涉及对卫生系统内外部管理和监控的整合性研究，同时缺乏对于防控体系管控机制的建设状况的量化评价方法。对传染病防控体系的管理与监控机制的评价研究，学者利用政策文本分析法评价传染病防控体系管理运行机制的完善程度，并做了定性的实证分析，结果显示传染病防控体系管理运行机制的完善程度仍有提升空间，且机制完善程度的提高可降低传染病发病率；应用相同的方法评价了传染病防控体系管理与监控机制的健全程度，结果显示沪陕两地管理与监控机制齐全程度呈稳步上升趋势。有学者确立了传染病防控体系管理与监控机制健全程度的指标，即管理与监控机制的齐全程度、权威程度和可行程度，并以云南省为例做了规范差距分析，将云南的管理与监控机制健全程度及各类要素现状和适宜标准进行比较，找到差距与薄弱环节。

从现有文献来看，国内对传染病防控能力的综合评价尚无统一标准。从传染病防控能力评价对象来看，学者主要构建了医疗机构（综合医院和乡镇卫生院）、疾病预防控制机构、学校和军队的传染病防控能力评价指标体系；从构建评价指标体系的方法看，学者使用最多的是德尔菲专家咨询法（专家访谈、专家评估、专家研讨会）和文献研究法，其次是综合评估法和层次分析法，有学者使用了秩和比法，另有学者构建了多维度的 Haddon 模型进行研究；从评价维度来看，多数学者构建了二维或三维指标体系，评价内容覆盖基本情况、管理制度、感染科室（实验室）设置、宣传教育与培训、资源保障等。也有学者研究了传染病防制体系中的不足，包括防治宣传不到位、防控力度不强等，认为针对存在的问题，政府应加大对传染病防制的投入力度与宣传深度、广度，将防制工作落到实处。对我国的传染病现状以及防制体系建设情况进行了评价，通过对传染病体系组织机构职责以及艾滋病等多种传染病发病率现状的阐述，得出我国建立了以政府领导，卫生管理部门监督管理，疾病预防控制机构监测管理，医疗卫生机构承担防治职责的传染病防制体系，成效显著，并提出了相应的优化策略。

国内目前对于传染病防制体系的评价研究主要集中在以下几个方面：①传染病防控能力评价指标体系构建与实证研究，相关文献评阅结果显示国内学者主要研究了医疗机构和疾控机构的传染病防控能力评价指标体系，少数学者构建了针对高校、军队的评价指标体系。但大部分研究的评价指标都是研究者构建制定的，没有统一的指标体系和评分标准，在不同程度、不同方面存在一些问题，因此目前国内仍然缺乏普遍适用的传染病防控能力评价指标体系。②传染病防制体系运行情况的评价，国内对传染病防制体系运行情况的评价研究较少，缺乏统一综合的指标与评价方式。③传染病防制体系管理与监控机制的评价研究，目前较多的是应用政策文本分析法对管理与监控机制的健全完善程度进行定性评价，缺乏定量的评价标准，尚没有一套完整的综合评价指标体系。

在后疫情时代，运用科学准确的方法，构建一套综合的传染病防制评价指标体系，对于医疗机构、疾控机构、学校乃至社会各界都是有应用价值的，其评价结果能够及时发现苗头、及时遏制流行，并能够提出针对性强且有效的整改意见，提高传染病防制能力，有效地面对各类传染病。

第二章　重庆市传染病预防与控制体系优化策略研究框架

第一节　重庆市传染病预防与控制体系优化策略研究理论基础

一、卫生系统宏观模型

运用"卫生系统宏观模型"对卫生系统的运作规律进行描述，其基本原理是：卫生系统内部依据"结构—过程—结果"规律运作，这种运作的影响和制约形成了卫生系统内部的相对平衡的动态关系，如图 2-1-1 所示。在"卫生系统宏观模型"中，各个构成子模之间相互联系、相互影响，互相之间关系明确且互相制约，从而形成了一个处于动态平衡的卫生系统。在这个系统中，通过投入一定的卫生资源，经由卫生服务组织进行"加工"，从而产出相应的结果，即系统结果和健康结果，而政治、经济、文化、行为习惯、生物环境和人口需要等外部环境也时时刻刻影响着这个系统，促进着卫生系统内部趋于平衡。在研究中，传染病预防与控制体系属于卫生系统的一个子系统，因此同样遵循着"结构—过程—结果"的内部运作规律，同时也受系统外的经济发展水平、政治结构、社会文化等影响。在此基础上，结合国内外的评价体系框架，形成了传染病体系的"外部环境—结构—过程—结果"评价概念框架，包括体系运行宏观环境支撑层、体系运行结构层、体系运行过程层、体系运行结果层。

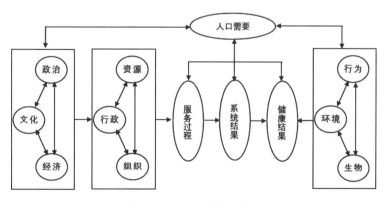

图 2-1-1　卫生系统宏观模型

二、政策制定程序

科学的政策制定程序共包含七个步骤：①政策问题确认；②政策问题根源分析；③政策方案研制；④政策方案可行性论证；⑤严密政策执行逻辑顺序；⑥政策系统评价；⑦确定政策去向。如图 2-1-2 所示。本研究主要借鉴其中的 2 个步骤：①运用"政策系统评价"的基本思路与步骤，明确重庆市传染病预防与控制体系的建设现状、优势与战略重点；②运用"政策方案研制"的思路与步骤，围绕优化重点来明确相应的发展策略与措施。

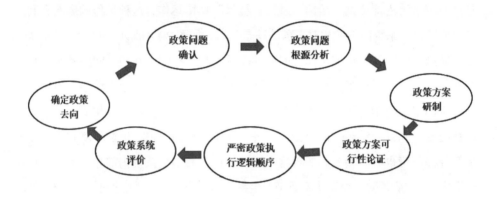

图 2-1-2　政策制定科学化程序图

第二节　重庆市传染病预防与控制体系优化策略研究框架

一、重庆市传染病预防与控制体系量化评价

重庆作为直辖市，是中国重要的中心城市之一，是长江上游地区经济中心、国家重要的现代制造业基地、西南地区综合交通枢纽。城市总面积 8.24 万平方千米，辖 26 个区、8 个县、4 个自治县。2020 年常住人口 3 124.32 万人，城镇人口 2 086.99 万人，常住外来人口达 167.65 万人。近年来，重庆市通过较为完善的城乡医疗卫生服务体系和疾病预防控制体系建设，卫生服务供给能力不断增强，居民健康水平不断提高，各类传染病得到有效预防和控制。根据疾控中心数据显示，高发传染病如乙肝、肺结核等发病率、发病数都大幅下降。虽然重庆传染病预防与控制体系取得了一定成果，但是重庆传染病的防制形势仍十分严峻。法定传染

病仍旧威胁着居民健康，结核病、肝炎、梅毒等发病率居高不下；新发传染病如埃博拉出血热、甲型 H5N1 流感、SARS、H7N9 流感等不断出现；再加之霍乱、鼠疫等传染病的死灰复燃，都昭示着传染病预防与控制依然任重而道远。

依据卫生系统宏观模型理论，借鉴公共卫生体系的框架思路，将社会环境的支撑作用、组织体系的完善程度、资源配置适宜程度、功能服务健全程度、管理运行完善程度、关注公众健康需要程度、把握公众需要程度以及把控环境因素程度共 8 个要素，划分为外环境、结构、过程、结果 4 个层面，其中体系运行外环境支撑层面包括社会环境支撑作用、对传染病问题的关注范围两方面；体系运行结构层面包括组织体系建设、管理运行机制健全、资源配置适宜三个方面；体系运行过程层面包括功能服务健全、把控环境因素以及对公众健康需要的把握三个方面；体系运行结果层面包括对公众健康需要关注程度、防制效果两个方面。通过上述 4 个层面 8 个要素综合梳理重庆市传染病预防与控制体系的运行情况。运用规范差距分析等方法，采用适宜的标准，比较重庆与卫生系统宏观模型之间的差距。通过比较分析，明确重庆市传染病预防与控制体系建设的现状，同时评价防制体系各方面的优势并理清各体系间存在的问题与薄弱环节。

二、传染病预防与控制体系运行根源性问题分析

（一）对体系运行过程中的根源性问题进行系统分析

采用政策问题根源分析的思路，结合对影响因素与影响路径的分析结果，根据宏观模型中的"子模—概念—指标"间的关系，厘清问题与影响因素的关键链，以此为基础探究重庆市传染病预防与控制体系运行效果的作用机制。根据上述多个要素的评价方面，从关注程度、把握需要程度、组织体系建设程度、功能服务提供程度、资源配置适宜程度、管理运行完善程度、把控自然因素程度以及社会环境支撑程度等角度出发，模拟传染病预防与控制体系的运行过程，构建体系运行模型，识别理论适宜程度的影响因素，并对因素的影响路径进行研究。

（二）明确重庆市传染病预防与控制体系建设提升的突破口并进行预期效果模拟

在明确体系运行根源性问题的基础上，运用敏感性分析等方法，进一步模拟突破口问题处理后的相应效果。根据根源性问题的不同划分，模拟相应问题处于不同状态下重庆市传染病预防与控制体系所能达到的水平，从而为改善防制体系打下基础。

三、提出改善传染病预防与控制体系建设的优化策略

研究技术路线图如图 2-2-1 所示。

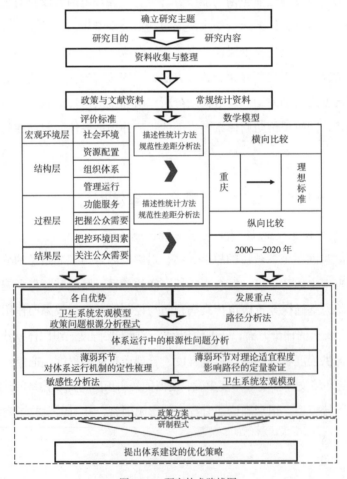

图 2-2-1　研究技术路线图

根据重庆市传染病预防与控制体系的现状以及所存在的问题和薄弱方面，结合体系运行的影响因素、影响路径及作用机制，运用政策方案研制程式，提出传染病预防与控制体系建设的优化策略。

第三节　重庆市传染病预防与控制体系优化策略研究方法

一、材料收集与评阅

政策与文献资料收集。在评价公共卫生体系建设的过程中，需要对三类资料进行收集和汇总：第一类是政府公开发布的文件，如计划、规划、指南等；第二类是文献研究；第三类是其他信息资料，如新闻、公告等。

常规统计资料收集。查阅公共卫生科学数据中心，卫生统计年鉴，世界卫生组织、重庆市疾病预防控制中心等组织的统计数据，获取传染病的发病率、死亡率等指标数值以及其他所需的资料。

资料的评阅。根据不同要素及其定位的特点，针对收集的资料逐一进行评阅，摘录相应的字段信息作为后续量化研究的基础。在评阅过程中每个要素具体需摘录的字段不同，要根据要素需求逐一摘录。

二、研究方法

（一）规范差距分析法

课题组前期构建了适宜的公共卫生体系评价标准，整个构建过程是基于"公平公正、逻辑合理、科学可行、客观可比"的原则，借助边界分析、文献计量分析等方法构建了包含 8 个要素 63 个定位的体系评价框架；而后围绕要素和定位，基于"子模—概念 / 定位—指标"的逻辑思路和层次结构分析理论、敏感性分析等方法，确定具体需要收集的分析指标（字段），实现对框架的量化表达；逐步形成综合反映评价框架的评价指标，界定指标的含义、计算公式、操作步骤、基础字段的资料收集来源等内容。通过德尔菲论证，从逻辑性、科学性、合理性和可操作性等方面进一步完善，最终形成适宜的公共卫生体系评价标准。

该套评价标准共包含 4 个部分，共 83 个（8 个一级、31 个二级、44 个三级）指标。政府、学者、研究机构、专业机构等各方对评价标准的接受程度为 94.1%~100.0%。其中，宏观环境支撑层的社会环境的支撑程度，包括 4 个二级指标、16 个三级指标；体系运行结构层的资源配置适宜程度，包括 4 个二级指标、14 个三级指标；组织体系的完善程度，包括 3 个二级指标；管理运行的完善程度，包括 4 个二级指标、14 个三级指标；体系运行过程层的功能服务健全程度，包括 3 个二级指标；把握公众需要的程度，包括 3 个二级指标；把控自然因素的影响程度，包括 5 个二级指标；体系运行结果层的关注公众需要的程度，包括 5 个二级指标。

以"组织体系完善程度"为例，"组织体系完善程度"包含组织架构的齐全程度、协调者的权威程度、各方职责的明确程度 3 个二级指标，指标权重分别为 0.525、0.260、0.215，分别测算 3 个二级指标的得分，如组织架构齐全程度，其测算公式为：一个国家（地区）组织架构的齐全程度（%）=（组织架构的基本齐全程度 + 组织架构主要部门或机构的覆盖程度）/2 × 100%；综合 3 个二级指标的测算结果，最终得到一个国家（地区）公共卫生组织体系的完善程度。

规范差距分析法源自组织行为学，即以一定的价值判断作为出发点和基础，提出行为标准，并以此作为处理问题和制定政策的依据，探讨能符合这些标准的分析和研究方法。在政策学研究及其相关分析中得到广泛应用。运用该方法，通过比较"现实"与"理想"状况，以判断其间的差距。在本研究中具体应用为：借鉴该方法的思路，运用所构建的适宜公共卫生体系评价标准，围绕适宜水平与现状，通过建立目标差距模型，定量明确重庆市传染病预防与控制体系的优势和发展重点，并针对性提出弥补差距的建议。

（二）敏感性分析法

敏感性分析是指从定量分析的角度研究有关因素发生某种变化对某一个或一组关键指标影响程度的一种不确定分析技术，其实质是通过逐一改变相关变量数值的方法来解释关键指标受这些因素变动影响大小的规律。若某因素的小幅度变化能导致关键指标的较大变化，则称此因素为敏感性因素，反之则称其为非敏感性因素。反应敏感程度的指标是敏感系数：某因素的敏感系数 = 关键指标变化（%）/ 该因素变化（%）。

借鉴敏感性分析的思路和敏感系数的概念，本研究将针对重庆市建设适宜的传染病预防与控制体系的发展重点（对应特定指标），运用敏感性分析的方法分析某一特定指标变化引起体系适宜程度的变化幅度，从中选取对体系适宜程度提升幅度较大的指标（群）作为突破重点。主要采用的分析指标为弹性系数，其含义与敏感系数相同。

弹性系数是指在其他自变量不发生变化的情况下，特定自变量变化1%，因变量变化的百分比，其计算公式为：弹性系数＝偏回归系数 × 自变量均数／因变量均数。弹性系数为正，表示自变量与因变量同步变化；弹性系数为负，表示自变量与因变量反向变化。弹性系数在0~1之间，表示自变量变化幅度高于因变量的变化幅度，表现为缺乏弹性；弹性系数为1，表示自变量变化幅度与因变量相等；弹性系数大于1，表示自变量变化幅度小于因变量，自变量的变化能带来较大幅度的因变量变化。分析某一特定指标变化引起体系适宜程度的变化幅度，从中选取对提升幅度较大的指标（群）作为突破重点。

（三）路径分析法

路径模型是由一组线性方程组成的，反映自变量、中间变量、潜变量和因变量之间相互关系的模型，是以多元线性回归方程为基础的模型。可以直观地表现各个变量之间的相互关系。路径图中的单箭头线称为直接路径，简称路径（path），表示因果关系，方向由原因指向结果。双箭头线称为相关线（correlation line），表示变量间互为因果，是平行关系。本研究运用路径分析构建重庆市传染病预防与控制体系运行效果模型，识别影响因素与作用机制。

（四）数据统计方法

运用 EXCEL 建立初始数据库，结合 SPSS 软件对所建立的数据资料进行统计处理。

三、质量控制

研究所收集的定性资料采用双人进行阅读、转录、编码等一系列工作的方式，以降低单人阅读转录所带来的偏差。研究所收集的定量资料，则采用双重录入方式，对输入不一致的数据，重新对比原数据进行核对。

第三章　重庆市传染病预防与控制体系运行量化研究

第一节　传染病预防与控制体系宏观环境支撑层

一、传染病预防与控制相关问题关注范围

公共卫生是建设健康重庆的重要内容之一，而传染病的预防与控制则是公共卫生体系建设中的重要的一环，其防制效果是由多部门、多要素共同决定的。传染病的预防与控制作为一项公共事业，应由政府主导，在传染病预防与控制过程中会面临众多的健康问题，根据梳理，明确了传染病预防与控制体系建设中政府应关注并解决 5 个传染病类型的 53 个具体传染病问题，对这些问题设置相应的防制目标是政府着手进行解决的标志。因此，对重庆传染病预防与控制体系的问题关注范围进行分析，可评价政府等对传染病预防与控制的重视程度。

（一）问题关注范围分析

1. 政府对传染病预防与控制高度重视

传染病本身所具有较强的流行性和传染性，在对感染者身体造成巨大危害的同时，也会增加其他健康人群的感染风险，当某种传染病大范围传播时，极易造成人群恐慌和引发社会危机，因此传染病的防控情况对于国家和地区而言都是十分重要的。在过去的几十年中，我国在防制过程中取得了一系列的成就，随着 1955 年第一部《传染病管理办法》的颁布，到 1978 年的《急性传染病管理条例》、1989 年《中华人民共和国传染病防治法》《中华人民共和国传染病防治法实施办法》的颁布，涉及了多数传染病问题的预防和控制，重庆市不仅对此有所落实，还发布了如《重庆市预防控制性病艾滋病条例》《重庆市人民政府办公厅关于印发重庆市血吸虫病防治中长期规划（2004—2015 年）的通知》等单病防治规划，表现出了对传染病预防与控制的高度重视。并且随着新发传染病的不断出现，也转发了如《传染性非典型肺炎防治管理办法》等防制文件。

2. 已经较广泛地关注了传染病问题

在国家高度重视传染病预防与控制的氛围下，积极开展对传染病的预防与控制，无论是对常见传染病还是疫苗可预防传染病，或是新发传染病的防制，均有相关文件发布。2002 年发布的《2001—2010 年重庆市结核病防治规划》、2017 年转发的《国务院办公厅关于印发中国遏制与防治艾滋病"十三五"行动计划的通知》中均提到结核病、艾滋病等常见传染病的防治目标，明确提出"加强肺结核患者的治疗与管理工作，确保治愈率保持在 85% 以上""男性同性性行为人群艾滋病相关危险行为减少 10% 以上，其他性传播危险行为人群感染率控制在 0.5% 以下。参加戒毒药物维持治疗人员年新发感染率控制在 0.3% 以下"等目标，截至 2020 年关注问题 41 种，关注范围 97.6%。对于疫苗可预防传染病，在 2009 年发布的《重庆市卫生局建设"健康重庆"2009 年工作计划》中明确提及了白喉、百日咳等多种疫苗可预防传染病的防治目标，截至 2020 年，关注问题数 30 种，关注范围达到 100%。此外，针对传染性非典型肺炎等新发传染病，在 2017 年发布的《重庆市遏制与防治艾滋病"十三五"行动计划》等文件中，也明确涉及了相关防制目标，截至 2020 年，关注问题 9 种，关注范围达到 90%。这显示了重庆市对于传染病已做到了广泛关注。

（二）对传染病问题关注范围的初步量化

通过上述分析可基本明确政府对传染病问题的关注范围，在应关注的 53 个传染病问题中，2020 年重庆市的关注范围为 92.5%，较 2000 年提升了 33.7%，离传染病关注范围的适宜标准差距已经很小，如表 3-1-1、表 3-1-2 所示。

从类型上看，对常见传染病、新发传染病、医源性感染、其他传染病均实现了关注，常见传染病、疫苗可预防传染病、新发传染病的关注范围达到了适宜标准。重庆对传染病预防与控制重视程度较高，纳入关注的问题范围广泛。医源性感染是患者在接受医学服务的过程中因病原体传播所导致的感染，从2020 年开始被重庆市纳入已关注传染病问题，在应关注的医源性感染问题中，重庆的关注范围为 50.0%，关注程度亟待加强。

表 3-1-1　2020 年重庆市传染病预防与控制领域及各类型的问题关注范围

类型	应关注问题数	实际关注问题数	关注范围 /%	与适宜程度比值
常见传染病	42	41	97.6	114.8
疫苗可预防传染病	30	30	100.0	117.6
新发传染病	10	9	90.0	105.9
其他传染病	2	1	50.0	58.8
医源性感染	2	1	50.0	58.8
传染病预防与控制领域	53	49	92.5	108.8

表 3-1-2　重庆市传染病预防与控制领域 2000—2020 年关注的问题范围（%）

类型	2000 年	2020 年	提升
常见传染病	85.7	97.6	13.9
疫苗可预防传染病	79.3	100.0	26.1
新发传染病	66.7	90.0	34.9
其他传染病	0	50.0	50.0*
医源性感染	0	50.0	50.0*
传染病预防与控制领域综合	69.2	92.5	33.7

* 注：因 2000 年值为 0，故采用差值代。

（三）传染病预防与控制问题关注范围与健康结果间的关系

本研究以甲乙类传染病发病率代表健康结果指标，综合考虑数据的可得性与连续性后，选取 2004—2020 年的发病率数据。经分析，重庆传染病关注范围与健康结果指标呈现出显著负相关关系（$P<0.05$），相关系数为 −0.594，方程解释程度分别为 47.0%，如表 3-1-3、表 3-1-4 所示。这显示随着对传染病预防与控制工作的重视和关注范围的逐步提升（从 69.2% 提升到 92.5%），2000—2020年各类传染病预防与控制目标的设置日趋明确（从 33.8% 提升到 40.1%），从而相应地使得围绕工作开展所需的组织体系逐步完善、资源配置逐步到位、管理机制得到完善，在此基础上疾控中心、基层卫生机构、医院等对传染病人的发现、治疗、管理等工作的开展程度逐步加强，防制效果逐渐显现，从而表现为甲乙类传染病的发病率呈现下降趋势。

表 3-1-3　重庆市传染病预防与控制问题关注范围与健康结果相关性分析

内容	相关系数	P
2004—2020 年 Spearman 相关分析	−0.594	<0.05

表 3-1-4　重庆市传染病预防与控制问题关注范围与健康结果单因素回归分析

项目	偏回归系数		标准化偏回归系数	t	P	R²
	B	标准误				
问题关注范围	−5.870	1.667	−0.685	−3.522	0.003	0.470

（四）传染病预防与控制问题关注范围的优化重点

在保持目前已形成的较高程度重视氛围的同时，首先应突破关注范围中的薄弱点，在继续扩大传染病问题关注范围的基础上，重点扩大医源性感染及其他传染病关注范围。医源性感染及其他传染病实际关注范围仅为 50.0%，且均为适宜程度的 58.8%，应通过法律、规划等文件的颁布尽快将目前仍未关注的传染病问题纳入到政府应关注应对的公共卫生问题范畴中，扩大关注范围、提高关注程度，从而引导专业防制机构、人民群众加强防制。其次积极落实已关注的传染病问题的防制。在总结近几十年传染病预防与控制工作经验的基础上，明确工作中的问题和传染病预防与控制工作的目标，优化资源配置、完善组织结构和管理体系。

二、社会环境对传染病预防与控制的支撑作用

体系的运行与发展受外部环境的直接或间接影响，外部环境中最主要的部分即为政治、经济、文化等社会环境，其可通过政策导向、资源投入、文化特征等对体系建设起决定性作用。依据卫生系统宏观模型"社会经济、政治、文化"子模，围绕一个地区的传染病预防与控制体系，通过分析政策环境、法律体系建设、经济环境、文化环境对体系的支撑作用，综合反映社会环境对传染病预防与控制体系的总体支持情况。

（一）政策环境对健康优先战略的决定程度

政策环境对于传染病预防与控制体系的地区和处境起决定作用，通过决策者所制定的传染病预防与控制政策可对整个地区公众的健康产生影响。适宜的政策环境应能够将健康作为优先发展战略，形成可操作的政策并落实到位。因

此判断政策环境对健康战略的决定程度，主要通过是否制定了健康优先发展战略，以及健康优先战略是否能够规范引导、职责明确以及是否可考核评估综合对政策环境的支撑作用进行分析。

1. 政策环境支撑程度分析

（1）重庆重视公众健康的氛围已逐渐形成。重庆在 2015 年之前未发布与健康相关的优先战略，但 2017 年出台的《"健康重庆 2030" 规划》，首次将健康优先的理念进行了体现，明确提出了 "持续提升人民健康，将健康放在优先发展的战略地位"。这意味着重庆对公众健康的重视有章可依。虽然重庆健康战略的发布较世界卫生组织的号召时间晚了近 40 年，但总体上，健康战略的发布还是能够说明重庆目前重视健康的氛围在逐步形成，初步量化后，健康战略的优先程度达到适宜标准的 68.0%。然而，虽然发布了《"健康重庆 2030" 规划》，但是没有进行透明详细的全文公开，只有相关的媒体及新闻报道。

（2）健康战略的落实亟待配套政策的支撑。健康战略配套政策的规范引导步入正轨。2020 年对传染病预防与控制领域防制工作起到规范引导作用的程度为 78.7%。重庆在 2017 年出台了健康战略后，由于时间较短，从国家层面上还未有相关的配套文件发布，如在传染病预防与控制的法律法规方面，未颁布相关法规，健康战略配套政策缺失。这提示了重庆应积极借鉴国内外对配套政策的完善经验，为健康战略的顺利落实提供支撑。重庆市健康优先战略的规范引导程度如表 3-1-5 所示。

表 3-1-5　重庆市健康优先战略的规范引导程度（%）

字段	2000 年	2020 年	提升	与适宜程度比值
框架完备程度	0	50.0	50.0*	58.8
内容齐全	0	96.0	96.0*	112.9
领域覆盖程度	0	81.8	81.8*	96.2
规范引导程度	0	78.7	78.7*	92.6

*注：因 2000 年值为 0，故采用差值代替。

（3）各部门落实健康战略的职责不明确。重庆健康战略的发布时间较短，保障战略顺利落实的相关配套政策也未很好地跟进发布，因而如教育、体育等 12 个其他类支撑部门对如何落实健康战略明确程度不够，职责分工并没有真正做到清晰可考核。以上提示了重庆对各主要部门落实健康战略的职责分工明确程度有待提高，无法考核和改进落实进展，从而可能导致健康战略浮于表面，难以落地，量化后得到重庆市总体部门职责明确程度为21.4%。2020年重庆市传染病预防与控制领域部门职责情况如表3-1-6所示。

表3-1-6　2020年重庆市传染病预防与控制领域部门职责情况

部门	应覆盖部门数	提及职责的部门情况		职责清晰的部门情况		职责可考核的部门情况	
		覆盖数	比例/%	覆盖数	比例/%	覆盖数	比例/%
专业机构	3	3	100.0	3	100.0	2	66.7
关键支撑部门	4	3	75.0	2	50.0	0	0
其他支撑部门	12	8	66.7	7	58.3	1	8.3
总体部门	19	14	73.7	12	63.2	3	15.8

（4）健康战略实施的考核约束力缺失。重庆市在健康战略中对于政府、业务主管部门、专业机构、医疗机构、基层卫生服务机构的分工与职责都有提及，大多数部门的职责是清晰可考核的，健康战略可落实程度为80.0%，健康战略能较好落实。健康优先战略的具体落实是重中之重，而落实的实际效果离不开严格的考核评估。重庆市健康优先战略的考核评估程度如表3-1-7所示。

表3-1-7　重庆市健康优先战略的考核评估程度（%）

指标	2000年	2020年	提升	与适宜程度比值
考核指标设置的覆盖程度	0	20.0	20.0*	23.5
健康结果考核指标的覆盖程度	0	100.0	100.0*	117.6
考核主体的覆盖程度	0	100.0	100.0*	117.6
健康优先战略的考核评估程度	0	20.0	20.0*	23.5

*注：因2000年值为0，故采用差值代替。

2. 对健康战略的支撑作用的初步量化

政策环境作为一个国家（地区）最重要的外部环境之一，其导向直接影响到是否将健康作为优先发展的战略，并对相关政策的发布和落实起决定性作用。重庆市已逐渐形成了重视健康、重视传染病预防与控制的氛围，但配套措施和职责任务尚未跟进，在落实中可能会形成一定的障碍。通过对健康发展战略优先程度、健康优先战略规范引导程度、职责明确程度、任务落实程度以及考核评估程度的综合量化，初步得到重庆市政策环境对传染病预防与控制的支撑作用为 55.4%，与适宜标准存在较大差距，仅占适宜标准的 65.2%，表明政策环境对传染病预防与控制领域的支撑作用有待提高。重庆市健康战略优先政策环境的支撑程度如表 3-1-8 所示。

表 3-1-8　重庆市健康战略优先政策环境的支撑程度（%）

指标	2000 年	2020 年	提升	与适宜程度比值
健康发展战略的优先程度	0	68.0	68.0*	80.0
健康优先战略的规范引导程度	0	78.7	78.7*	92.6
健康优先战略的职责明确程度	0	21.4	21.4*	25.2
健康优先战略的任务落实程度	0	80.0	80.0*	94.1
健康优先战略的考核评估程度	0	20.0	20.0*	23.5
政策环境支撑程度	0	55.4	55.4*	65.2

* 注：因 2000 年值为 0，故采用差值代替。

3. 对政策环境支撑程度的优化重点

持续将健康作为重庆城市发展的优先发展战略，将其纳入国民社会经济发展的重点任务。形成优先发展氛围的基础上，进一步演化形成一系列配套、可操作的政策文件、规范和措施等，起到规范和引导效应。例如，可由市政府每年出台推进"健康重庆 2030"传染病预防与控制落实的重点任务或工作要点的相关政策文件。

明确相关部门在落实健康优先战略中的职责任务，确保责任清晰、任务可考核，尤其是确保人力、财政、政策保障等强力支撑部门的职责清晰、可考核。建议参照"防治重大疾病部门间联席会议"的形式，由市政府牵头或委托授权由发改委、卫健委等部门联合牵头，组建推进"健康重庆 2030"落实的领导小组或协调机制，具体明确各个部门的职责分工、相应的数量和质量要求。

将传染病预防与控制体系的运行效果和相关部门，尤其是人力、财政、政策保障等强力支撑部门，落实公众健康职责的状况纳入政府的考核评价体系中，作为传染病预防与控制相关部门业绩考评的重要依据。

（二）法律法规对健康优先战略的保障程度

法律法规是基于既定政治体制，通过强制手段规制各方权利和行动，制定相关法律法规来维护和促进健康，是传染病预防与控制工作最主要的制度保障之一，其完备程度对协调传染病预防与控制系统内部、外部的法律关系，约束各方行为，提高法律可行性至关重要。适宜的法律体系应做到法律规制覆盖子体系、相关部门等；且以法律形式明确规定体系地位、目标、各方权责等；并对体系各方行为具有约束力。

1. 法律法规保障程度分析

（1）传染病预防与控制地位已得到法律保障。重庆市传染病预防与控制的地位与工作目标明确。重庆所发布的法律法规中，对传染病预防与控制工作的地位和工作目标做了具体的表述，在《传染病防治法》中提出"对传染病实行预防为主的方针，各级政府在制定社会经济发展规划时，必须包括传染病防制目标，并组织有关部门共同实施""各级人民政府领导传染病防制工作。县级以上人民政府制定传染病防制规划并组织实施，建立健全传染病防制的疾病预防控制、医疗救治和监督管理体系"，并提出了"有效预防、控制传播和流行，保障人体健康和公共卫生安全"的防制目标。在2000年，重庆市传染病预防与控制的地位和工作目标的明确程度已达到100.0%。

主要部门的传染病预防与控制职责清晰。《传染病防治法》中提及职责的主要部门覆盖了政府、业务主管部门、专业机构等6个，2000年重庆在法律法规方面对主要部门的覆盖程度已为44.4%，其中4个部门的职责分工清晰明确；随着《传染病防治法》的不断修订完善以及2009年发布的《关于做好基本医疗保险参保人员甲型H1N1流感防治工作的通知》将职责提及部门数增加到7个（新增人事保障部门职责），且7个部门的职责全都较为清晰；2017年重庆在转发的《全国结核病防治工作规范》和《国务院关于印发"十三五"推进基本公共服务均等化规划的通知》中提及了发改委等政策保障部门的职责，截至2020年，已将传染病预防与控制领域法律覆盖的主要部门数增至8个，且职责均较为清晰。最终经量化分析，重庆市法律对主要部门职责的覆盖和清晰程度均为88.9%，已达到适宜标准。

2020年最终综合量化地位明确程度、目标明确程度、职责明确程度后得到传染病预防与控制领域地位的法定程度为96.3%，较2000年的81.5%提升了18.2%，如表3-1-9所示，已达到适宜标准，以上提示了重庆市对于传染病预防与控制的地位予以了充分的法律保障，这也为后续防制工作的开展提供了支撑。

表 3-1-9　重庆市传染病预防与控制地位法定程度（%）

指标	2000 年	2020 年	提升	与适宜程度比值
地位的明确程度	100	100	0	125.0
目标的明确程度	100	100	0	125.0
法律对主要部门的覆盖程度	44.4	88.9	100.2	111.1
主要部门职责清晰程度	44.4	88.9	100.2	111.1
地位法定程度	81.5	96.3	18.2	120.4

（2）传染病预防与控制领域法律体系完善程度有待加强。完备的法律框架是政府对传染病预防与控制工作重视的体现，从国家层面而言，我国未针对公共卫生领域颁布法典或统筹法，在这一方面是存在欠缺的，但从整体来看，宪法中对保障公众健康有所提及，也从国家层面颁布了《中华人民共和国传染病防治法》《传染病管理办法》等法律法规，并发布了多种传染病问题的规范性文件。重庆市承袭国家法律规定，同时也在地方配套发布了其他规范性的文件，经过量化得到法律框架的完备程度为 62.5%，较 2000 年提升幅度较大，达到了 150.0%。说明重庆市虽然在法律框架方面未达到适宜程度，但也处于逐步改善的状态。

在我国的宪法中明确提出了发展卫生事业、保护人民健康等相关规定，这是我国的根本大法，具有最高的法律效力。重庆市在 2000 年之前也发布了地方规范性文件，对传染病预防与控制工作的目的、地位、机构类型和职责职权等均有所提及。法律法规内容完备程度为 66.7%，较 2000 年提升了 100.3%。以上表明，随着法律框架的逐步健全，法律相关的内容和形式也终会实现全面覆盖。

最终经过框架完备与内容形式齐全的综合量化得到 2020 年重庆市公共卫生法律体系完备程度为 52.0%，较 2000 年提升 322.8%，与适宜标准的比值为 61.2%，如表 3-1-10 所示。以上数据提示，尽管目前重庆市在公共卫生法律框架和内容形式上相对较为完备，但总体的法律体系建设完善程度并不高，有待进一步加强。

表 3-1-10　重庆市公共卫生法律体系完备程度（%）

字段	2000 年	2020 年	提升	与适宜程度比值
框架完备程度	25.0	62.5	150.0	73.5
内容齐全程度	33.3	66.7	100.3	78.5
主要部门覆盖程度	44.4	88.9	100.2	104.6
问题覆盖范围	69.2	94.2	36.1	110.8
公共卫生法律体系完备程度	12.3	52.0	322.8	61.2

（3）公共卫生相关法律对关键支撑部门刚性约束力不强。《中华人民共和国传染病防治法》等传染病相关法律法规中，明确规定罚则的主要部门为5个，分别为政府、业务主管部门、专业机构、医疗机构以及基层卫生服务机构。但对于政策保障部门、财力保障部门、人事保障部门、医保部门4类关键支撑部门，并未提及相关的罚则，对其的刚性约束力为0。经过量化，重庆市法律的刚性约束程度为55.6%，较2000年提升了67.0%，这表明了在法律在约束力上尽管有所提升，但还存在一定的漏洞。关键支撑部门是传染病工作开展的保障，法律约束力不强可能会造成工作开展中配套政策、人力、财力等保障不足。

2. 对公共卫生法律法规保障程度的初步量化

重庆目前还未颁布针对公共卫生的相关法典统筹，但重视了对法律体系框架的建设，正在逐渐完备，此外法律内容形式较为齐全且明确规定了传染病预防与控制工作的地位和目标，保障程度较好。但在约束力方面，还存在着关键支撑部门的约束不足的问题。通过对法律法规的完备程度、可落实程度、完善程度的综合量化，得到2020年重庆市公共卫生法律法规对健康战略的保障程度为67.5%，较2000年提升42.1%，法律保障程度为适宜标准的79.4%，如表3-1-11所示。表明了在传染病预防与控制领域，重庆市法律法规的保障程度较高，正在为公众健康发挥着积极的保障作用。

表3-1-11　重庆市公共卫生法律法规对传染病预防与控制领域的保障程度（%）

指标	2000年	2020年	提升	与适宜程度比值
法律体系完备程度	12.3	52.0	322.8	61.2
法律地位保障程度	81.5	96.3	18.2	113.3
法律刚性约束程度	33.3	55.6	67.0	65.4
主动完善法律程度	66.7	66.7	0	78.5
法律体系的保障程度	**47.5**	**67.5**	**42.1**	**79.4**

3. 公共卫生法律法规保障程度与健康结果间的关系

随着公共卫生法律保障程度的提高，重庆甲乙类传染病发病率呈现逐步下降趋势，呈显著的负相关，相关系数为-0.623（$P<0.01$），解释程度为24.2%，如表3-1-12、表3-1-13所示。表明了法律法规的保障程度可能对健康结果发挥了作用。当重庆的公共卫生法律体系逐渐健全、法律法规完备程度提高时（从

2000 年的 12.3% 提升至 2020 年的 52.0%），促进了传染病预防与控制体系内部管理运行效果的改善，明确了组织架构内部各方的职责分工，改善了资源的配置，最终引导了公众健康结果指标的改善，表现为健康结果的改善趋势。

表 3-1-12　重庆市公共卫生法律法规保障程度与健康结果相关性分析

内容	相关系数	P
2004—2020 年 Spearman 相关分析	−0.623	<0.01

表 3-1-13　重庆市公共卫生法律法规保障程度与健康结果单因素回归分析

项目	偏回归系数		标准化偏回归系数	t	P	R^2
	B	标准误				
法律法规保障程度	−0.096	0.045	−0.492	−2.113	0.05	0.242

4. 对公共卫生法律体系建设的优化重点

公共卫生法律体系完备程度在 2000—2020 年间虽然提升较大，但现有水平并不高，其中框架完备程度与内容齐全程度仅为 62.5%、66.7%，有待进一步加强，我们应从根本上重视法律架构的健全，针对公共卫生体系发布最高法典，辐射传染病预防与控制领域，使传染病预防与控制中的法律框架能够达到较高水平。同时对于政策保障部门、财力保障部门、人事保障部门、医保部门 4 类关键支撑部门，并未提及相关的罚则，对其的刚性约束力为 0，存在法律对关键支撑部门刚性约束力不强的问题，应补充对关键支撑部门的罚则，以奖惩机制来把控和约束各方的行为，使传染病预防与控制工作得以顺利进行，也使公众健康能够最大限度地得到保障。

（三）经济发展对健康优先战略的支撑程度

经济发展水平对健康水平存在影响，同样对传染病预防控制领域也有着不容小觑的影响，财政投入的优先导向往往决定了各类资源配置的适宜与否。适宜的经济环境应保证围绕健康优先战略、根据职责分工优先配置资源的方向，因此可以从资源优先配置的保障、保障制度的落实以及奖惩程度等方面分析经济环境对传染病预防与控制体系的支撑作用。

1. 经济支撑作用分析

（1）传染病预防与控制领域资源优先配置的制度保障缺失。2020 年重庆市传染病预防与控制领域资源优先配置的制度保障程度为37.5%，如表3-1-14所示。表明在制度层面上，重庆市对传染病预防与控制领域资源的优先配置缺乏保障，在规划政策中涉及较少，不利于下一步的开展和落实。

表 3-1-14　重庆市传染病预防与控制领域健康战略明确资源配置优先的制度保障程度（%）

指标	2000 年	2020 年	提升	与适宜程度比值
财力资源优先配置的制度保障程度	0	70.0	70.0*	82.4
人力资源优先配置的制度保障程度	0	0	0*	0
健康战略明确资源配置优先的制度保障程度	0	37.5	37.5*	44.1

*注：因 2000 年值为 0，故采用差值代替。

（2）战略提及的资源优先配置难落实。重庆市传染病预防与控制领域相关保障制度考核依据较少，如表3-1-15所示。由于规划中缺少对制度保障的提及，因此实行考核和监督的难度较大，也就难以设置配套的奖惩措施。

表 3-1-15　重庆市传染病预防与控制领域资源保障部门职责明确程度（%）

指标	2000 年	2020 年	提升	与适宜程度比值
财力保障部门职责明确程度	0	33.3	33.3*	39.2
人力保障部门职责明确程度	0	0	0*	0
资源保障部门职责明确程度	0	16.7	16.7*	19.6

*注：因 2000 年值为 0，故采用差值代替。

2. 对经济环境支撑作用的初步量化

通过对资源优先配置制度保障程度、资源部门职责明确程度、职责落实程度、奖惩程度和投入程度综合量化后得到重庆市经济环境对传染病预防与控制领域支撑程度为50.0%，与适宜标准之间的差距达到30.0%。提示了经济发展对健康优先战略的支撑程度还有待提高，如表3-1-16所示。

表 3-1-16　重庆市经济发展对传染病防控的支撑程度（%）

指标	2000 年	2020 年	提升	与适宜程度比值
资源优先配置的制度保障程度	0	37.5	37.5*	44.1
资源部门职责明确程度	0	16.7	16.7*	19.6

续表

指标	2000 年	2020 年	提升	与适宜程度比值
资源部门的职责落实程度	0	0	0*	0
奖惩程度	0	40.0	40.0*	47.1
投入程度	0	100.0	100.0*	117.6
经济发展的支撑程度	0	61.8	61.8*	72.7

* 注：因 2000 年值为 0，故采用差值代替。

3.对经济环境支撑作用的优化重点

应尽快制定新的健康战略，以体现资源的优先配置理念，同时资源保障部门要围绕健康战略中的相关要求出台关于财力配置和人力配置等的具体配套措施。进一步明确部门职责，并且要将提及的内容转化为可被考核监督的定量指标。此外还应建立重庆传染病预防与控制领域资源优先配置的奖惩制度，敦促政策的执行和落实。

（四）文化环境对健康优先战略的引领程度

文化反映了一个地区的价值观、生活方式以及社会的整体结构等，也是影响包括传染病体系在内的公共卫生体系建设重要而又复杂的复合变量，文化环境与居民的健康普遍相连，同时制约着居民的健康水平。具体而言社会文化对于传染病预防控制领域的影响主要体现在科学技术进步和社会价值观念等方面，因此，一个国家或地区的公共卫生是否具有较高的地位，以及是否对先进的公共卫生理论与方法有所贡献是重要的评判标准。

1.文化引领作用分析

（1）公共卫生机构投入占比较高。一般来说，公共卫生的投入多少直接反映了政府对公共卫生机构的重视程度，重庆市政府从 2013 年至今，对传染病预防与控制一直保持着较高的财政支持水平。较高水平是由理想投入预算比例与实际投入的差值得来的，理想的卫生总费用中，公共卫生机构投入应占 GDP 的0.5%，而重庆在公共卫生机构中的投入水平从 2013 年开始一直保持在 1%，显示出了较高的财政支持水平。

（2）研究的活跃程度还需提升。从研究文献的发表情况看，共检索出4 705 篇，对于传染病预防与控制领域研究的活跃程度为 11.2%，较 2000 年提升了 229.4%。但对于传染病的研究氛围还需活跃，对于先进技术和理念的掌握还有一定的提升空间。

（3）公共卫生价值趋同度不高。重庆市对传染病预防与控制领域应关注的问题进行了广泛的关注，但在防制工作开展中各部门的分工明确程度上略显不足，为 39.3%，且对公众健康有所偏离，与适宜标准间还有一定的差距。公共卫生价值趋同程度为 40.7%，仅为适宜标准的 47.9%。从发展趋势来看，重庆公共卫生价值趋同程度增长幅度不大，由 2000 年的 34.0% 提升至 2020 年的 40.7%，提升幅度仅为 19.7%，如表 3-1-17 所示。公共卫生的价值趋同最直接地表现为将公共卫生视为重要工作，通过明确职责和分工，有效地防制各类公共卫生问题，重庆市公共卫生价值趋同程度不高也提示了目前传染病预防与控制工作中仍有部分职责未明确，预防与控制服务还可继续提升。

表 3-1-17　重庆市各方支持公共卫生的程度（%）

字段	2000 年	2020 年	提升	与适宜程度比值
公共卫生价值的趋同程度	34.0	40.7	19.7	47.9
公共卫生问题被关注范围	69.2	94.2	36.1	110.8
目标任务的分工明确程度	34.1	39.3	15.2	46.2
社会导向偏离公众健康的程度	55.6	55.6	0	65.4
公共卫生体系的投入程度	0	100.0	100.0*	117.6
GDP 中公共卫生机构投入占比	0	1.0	1.0*	1.18

* 注：因 2000 年值为 0，故采用差值代替。

2. 对文化环境引领作用的初步量化

经过对研究活跃程度、价值趋同程度、公共卫生体系的投入程度三个方面的综合量化，得到 2020 年重庆市文化环境对传染病预防控制的总体引领程度为 41.1%，较 2000 年提升 361.8%，与适宜程度比值为 48.4%，如表 3-1-18 所示。表明重庆市各方协同的文化范围尚未形成，还需持续提升。

表 3-1-18　重庆市文化环境对传染病预防与控制的引领程度（%）

指标	2000 年	2020 年	提升	与适宜程度比值
研究活跃程度	3.4	11.2	229.4	13.2
价值趋同程度	34.0	40.7	19.7	47.9
公共卫生体系的投入程度	0	100.0	100.0*	117.6
文化环境的引领程度	**8.9**	**41.1**	**361.8**	**48.4**

* 注：因 2000 年值为 0，故采用差值代替。

3. 文化环境引领程度与健康结果间的关系

重庆市的文化环境引领程度与健康结果呈现出显著的负相关关系，相关系数为 –0.573（$P<0.05$），解释程度为 30.9%，如表 3-1-19、表 3-1-20 所示，表明文化环境的引领程度可能对健康结果发挥了作用。当重庆对公共卫生价值的趋同程度、投入程度、对先进技术掌握程度以及社会氛围浓厚程度提高时，一定程度上促进了传染病预防与控制体系外部管理以及机构运行效果的改善，最终表现为健康结果的改善。

表 3-1-19　重庆市文化环境引领程度与健康结果相关性分析

内容	相关系数	P
2004—2020 年 Spearman 相关分析	–0.573	<0.05

表 3-1-20　重庆市文化环境引领程度与健康结果单因素回归分析

项目	偏回归系数		标准化偏回归系数	t	P	R^2
	B	标准误				
文化环境引领程度	–1.718	0.687	–0.556	–2.501	0.025	0.309

4. 对文化环境引领程度的优化重点

社会文化的氛围需要营造，不仅要引导传染病预防与控制的专业机构、相关部门加强对传染病本底及发展趋势的研究，还应提升对新技术新理论的把握程度。同时还应鼓励将所掌握的理论与现实对接，转化为实践经验。此外相关部门的职责还应持续明确，使公众和专业防制人员充分明确工作的价值，提升公众健康素养的同时也能使专业人员更好地为公众健康服务。

（五）对社会环境整体支撑作用的初步量化

综合政策环境的决定程度、法律法规的保障程度、经济环境的支撑程度和文化环境的引领程度，可以初步量化出社会环境的支撑程，2020 年重庆市传染病预防与控制体系整体上的社会环境支撑程度为 57.2%，较 2000 年提升了 43.8%，达到适宜标准的 67.3%，如表 3-1-21 所示，可以看出尽管重庆已将"健康"纳入优先发展战略，但由于时间尚短，配套措施尚未健全，目前各方重视公共卫生的氛围尚未形成，社会环境对传染病预防与控制体系的支撑仍有待完善，尤其是要提升政策环境对传染病问题的支撑程度。

表 3-1-21　重庆市传染病预防与控制领域社会环境的支撑程度（%）

指标	2000 年	2020 年	提升	与适宜程度比值
政策环境决定程度	0	55.4	55.4*	65.2
法律体系保障程度	47.5	67.5	42.1	79.4
经济发展支撑作用	0	61.8	61.8*	72.7
文化环境引领程度	8.9	41.1	361.8	48.4
社会环境支撑程度	**13.4**	**57.2**	**326.9**	**67.3**

*注：因 2000 年值为 0，故采用差值代替。

重庆的社会环境支撑作用与健康结果呈现出显著的负相关关系，相关系数为 –0.6（$P<0.05$），如表 3-1-22 所示。表明了随着社会环境的提升（13.4% 提升至 57.2%），其对传染病预防与控制体系的支撑作用已显现。社会环境的提升标志着政府的重视带动了经济文化等方面的改善，带来了系统内部如组织体系、资源配置的完善，从而保证了服务的质量和效果，与此同时还能够与公众健康需要互相影响，最终综合作用于健康结果，使传染病的发病率有所降低。

表 3-1-22　重庆市社会环境支撑作用与健康结果相关性分析

内容	相关系数	P
2004—2020 年 Spearman 相关分析	–0.6	<0.05

综合各个字段、指标、定位后得到重庆社会环境对传染病防控体系的支撑程度，符合卫生系统宏观模型"子模—概念 / 定位—指标"的逻辑性；以公开渠道（如政府网站、专业公共卫生机构网站、文献数据库等）获取评价资料，并进行系统的收集，不依赖于政府部门、专业机构的填报数据，评价具有可操作性和可信度；与适宜标准进行对比，结果具有可比性；通过分析发现，法律保障程度、文化引领程度 2 个方面与传染病发病率之间均呈负相关，表明结果能够在一定程度反映现实状况，评价具有科学性。因此，运用"适宜公共卫生体系评价标准"对传染病预防与控制体系的社会环境支撑程度进行量化评价的结果具备逻辑性、可比性、科学性和可操作性。

第二节　传染病预防与控制体系运行结构层

一、传染病预防与控制体系中的资源配置情况

传染病体系防制目标的设置、服务功能的提供等离不开资源配置的支撑，资源配置既是基础也是保障，由此可见资源配置适宜与否对体系的运行作用重大。资源配置适宜应包含人力、财力、物力以及信息等基本资源，因此本研究从人力、物力、财力和信息资源 4 个方面综合分析传染病体系中的资源配置情况。

（一）人力资源配置的适宜程度

人力资源是开展传染病预防与控制工作的基础，若无人力支撑，防制工作只能纸上谈兵。传染病预防与控制体系的人力资源规划与配置，应以服务目标、公众需要为出发点，综合一个地区的社会经济、文化氛围、健康状况、人口情况等多种因素。最终研究表明是否拥有规模适宜、专业胜任、激励有效的稳定的人员队伍是评价人力资源配置适宜与否的关键。

1. 人力资源配置情况分析

（1）人员数量配置问题严重程度。人力资源是开展传染病预防与控制工作的第一资源，若要发挥人力资源的核心作用并实现与其他资源的有效整合，最首要的条件就是保证有适宜数量的人员来实现传染病预防与控制工作。重庆市传染病预防与控制领域人力资源方面目前仍存在总量不足的现象，且预防接种人员紧缺，结构分布不合理。从文献的分析结果来看，认为重庆市传染病预防与控制领域人员数量不足中等严重的研究者占比为 33.3%，相对最多。认为不严重、较不严重、较严重的共占 66.7%。据此估算，重庆市传染病预防与控制领域人员数量不足这一问题的严重程度评分为 2.8 分，如表 3-2-1 所示，量化后重庆市传染病预防与控制领域人员规模适宜程度为 44.4%，仅达到适宜标准的52.2%，但已有逐步提升之势，应进一步加强团队建设。

表 3-2-1　2020 年重庆市传染病预防与控制领域人力资源评价情况

问题严重程度判断		规模适宜程度		能力胜任程度		有效激励程度	
		2000 年	2020 年	2000 年	2020 年	2000 年	2020 年
构成比 /%	不存在问题	0	0	0	0	0	0
	不严重	11.1	11.1	0	0	0	0

续表

问题严重程度判断		规模适宜程度		能力胜任程度		有效激励程度	
		2000 年	2020 年	2000 年	2020 年	2000 年	2020 年
构成比 /%	较不严重	50.0	27.8	0	25.0	100.0	40.0
	中等严重	0	33.3	50.0	56.3	0	60.0
	较严重	27.8	50.0	50.0	12.5	0	0
	非常严重	0	0	0	6.3	0	0
	合计	100.0	100.0	100.0	100.0	100.0	100.0
平均严重程度评分		3.0	2.8	3.5	3.0	2.0	2.6

注：0 分表示不存在问题，5 分表示问题非常严重。

（2）人员工作胜任能力较欠缺。人力资源质量的高低是影响传染病预防与控制工作执行效果的关键因素。在人员的工作胜任力方面，重庆市在传染病预防与控制领域从事预防接种等具体防制工作的人员以初级职称为主，而研究生及以上学历和高级职称人才占比较低，高端人才尤其稀缺。从研究者文献结果看，认为重庆市传染病预防与控制领域"人员素质与结构不合理"这一问题处于中等严重研究者占 56.3%，认为该问题较严重和非常严重的研究者分别占12.5%、6.3%，尚无研究者认为该问题不存在或不严重。据此估算，重庆传染病预防与控制领域人员素质与结构不合理这一问题的严重程度评分为 3.0 分，经初步量化，配置的适宜程度为 40.0%，虽较 2000 年提升了 33.3%，但也仅为适宜标准的 47.1%，差距较大。以上表明了重庆市传染病预防与控制领域仍存在人员素质与结构不合理的现象，工作胜任能力有所欠缺。

（3）对人员的有效激励较为不足。建立良好的激励机制，调动人员的积极性，对于推动传染病预防与控制体系的良性运转至关重要。一方面，人力资源的素质与积极性直接决定其所提供服务的质量与效率；另一方面，有效的激励能够吸引高素质人才来从事公共卫生行业，也能稳定行业里已有的人力资源。从研究者文献结果看，认为重庆市传染病预防与控制领域对人员的有效激励不足问题中等严重程度的研究者占 60.0%，相对最高，认为问题较不严重的研究者占 40.0%，相反，认为不存在问题、不严重、较严重和非常严重的研究者均为0。通过对传染病预防与控制人员的收入水平进行分析也可知，这一群体的年收入 38 327.9 元，显著低于公务员、企业白领和医院工作人员的收入，如表 3-2-2所示。据此估算，重庆市传染病预防与控制领域人员有效激励不足这一问题的

严重程度评分为 2.6 分，经初步量化后，配置的适宜程度为 48.0%，较 2000 年
下降了 20.0%，仅达到适宜标准的 56.5%。以上表明了重庆市在传染病预防与控
制人员的激励方面有效性较低，传染病防制人员难以对工作产生足够的归属感，
造成人员的流失，影响人员队伍的整体稳定性。

表 3-2-2　2020 年我国直辖市传染病工作人员收入水平的比值状况（%）

指标	传染病预防与控制领域			
	重庆	北京	天津	上海
传染病预防与控制人员收入水平（元/年）	38 327.9	59 100.0	73 237.0	102 298.8
与社会平均收入水平的比值	158.7	99.1	197.8	143.5
与医院工作人员收入水平的比值	42.8	77.7	107.6	61.4
与公务员收入水平的比值	60.9	126.0	61.0	95.1
与企业白领收入水平的比值	43.2	76.8	63.7	89.0
与住宅平均销售价格的比值	365.8	164.2	258.1	193.3

2. 对人力资源配置适宜程度的初步量化

人力资源配置是否适宜，取决于规模、质量以及相应的激励机制，目前重
庆在这三方面均未达到适宜的标准，最终综合量化后人力资源整体适宜程度仅
为 44.0%，较 2000 年提升 2.3%，但仅为适宜标准的 51.8%，如表 3-2-3 所示。
其中有效激励程度较 2000 年下降 20.0%，可能是由于人力资源的指标是通过文
献评阅得出，而人力资源有效激励这方面文献检索不足所致。以上提示重庆市
人力资源的配置提升速度较慢，尚未达到适宜标准。

表 3-2-3　2020 年重庆市传染病预防与控制人力资源配置的适宜程度（%）

指标	2000 年	2020 年	提升	与适宜标准比值
规模适宜程度	40.0	44.4	11.0	52.2
能力胜任程度	30.0	40.0	33.3	47.1
有效激励程度	60.0	48.0	−20.0	56.5
总体适宜程度	42.9	44.0	2.6	51.8

3. 人力资源配置适宜程度与健康结果之间的关系

重庆市传染病预防与控制领域人力资源配置适宜程度与健康结果之间无显
著相关性，如表 3-2-4、表 3-2-5 所示，可能是由于重庆市传染病预防与控制领
域人力资源的提升并不明显，还未将不同要素进行链接，从而产生合力的作用

不足，对健康结果的作用还未发挥出来。这表明重庆市在人力资源配置、人员结构等方面还有很大的改善空间，相信随着传染病预防与控制人力资源配置逐步趋向适宜，或将对健康结果产生积极影响。

表 3-2-4　重庆市传染病预防与控制领域人力资源配置适宜程度与健康结果相关性分析

内容	地区	相关系数	P
2004—2020 年 Spearman 相关分析	重庆	0.305	>0.05

表 3-2-5　重庆市传染病预防与控制领域人力资源配置适宜程度与健康结果单因素回归分析

项目	地区	偏回归系数		标准化偏回归系数	t	P	R^2	弹性系数
		B	标准误					
人力资源配置适宜程度	重庆	0.937	1.939	0.138	0.483	>0.05	−0.063	0.128

4.提升人力资源配置适宜程度的优化重点

首先，应建立确保人员稳定性和积极性的有效激励机制，提高传染病预防与控制人员的薪酬水平。建议由卫生健康主管部门会同人力保障部门、财政部门，根据传染病防制人员的专业特点以及技术要求等，测算薪酬构成，协商并核定薪酬水平，建立、健全奖励机制，保障人员的相对稳定性，提高工作积极性，确保传染病防制人员能够有相对体面的经济地位。例如，将传染病防制人员的薪酬水平逐步提升至与该地区同等级医疗机构医务人员的平均薪酬水平相当，并确保能与社会经济发展水平同步增长。

其次，应确保人员结构和素质能够支撑专业工作的需要，尤其要加强骨干人才的培养。卫生健康主管部门根据实际服务需要，优化卫生人力资源配置，改善传染病预防与控制人员结构，将现有的人才类项目向传染病预防与控制领域倾斜，加快传染病预防与控制领域骨干人才、带头人等高素质人才的培养力度。此外，还应适当增加优质岗位和提高高级职称人才比例，并向关键岗位和优质人才倾斜。

（二）财力资源配置的适宜程度

财力资源是配置人力和物力等相关资源的基础条件，充足的财力是传染病预防与控制工作顺利开展的保障。鉴于传染病预防与控制服务的公共产品属性，决定了包括财力配置在内的资源配置必须以政府为主导。研究认为，财力资源配置应满足：①政府负责，确立公众健康优先的筹资渠道；②投入适宜，投入应能够维持相关部门、专业机构等的有效运行；③在投入适宜的基础上，应以制度保障稳定增长。最终以是否具有政府主导下的制度来保障适宜并稳定增长的投入作为评价财力资源适宜的要点。

1.经费投入存在缺口

财力投入总量体现着一个地区对传染病预防与控制工作开展的重视程度，同时也是相关部门、专业机构有效运行的支撑。随着对传染病预防与控制重视程度的增加，政府传染病预防与控制经费的投入有了显著的提升，结核病等传染病防制经费呈现逐年上升趋势。对于重庆市传染病预防与控制领域财力投入总量不足这一问题，认为中等严重的研究者占为57.1%，占比最高，认为较严重和不严重的研究者分别占28.6%和14.3%，如表3-2-6所示。据此推算，重庆市传染病预防与控制领域财力投入总量不足问题的严重程度评分为3.0分。量化后达到适宜程度的47.1%。以上提示，重庆市传染病预防与控制领域经费投入仍存在缺口。

表3-2-6　重庆市传染病预防与控制领域财力资源评价情况

问题严重程度判断		政府主导程度		总量适宜程度		稳定增长程度	
		2000年	2020年	2000年	2020年	2000年	2020年
构成比/%	不存在问题	0	0	50.0	0	0	0
	不严重	0	20.0	0	14.3	0	100.0
	较不严重	0	40.0	0	0	0	0
	中等严重	100.0	20.0	50.0	57.1	33.3	0
	较严重	0	20.0	0	28.6	66.7	0
	非常严重	0	0	0	0	0	0
	合计	100.0	100.0	100.0	100.0	100.0	100.0
平均严重程度评分		3.0	2.4	1.5	3.0	3.7	2.0

注：0分表示不存在问题，5分表示问题非常严重。

（1）财力资源稳定增长机制尚未健全。针对重庆市传染病预防与控制领域财力投入稳定增长状态不佳的问题，认为不严重的研究者占100%。据此推算，传染病预防与控制领域财力投入稳定增长状态不佳问题的严重程度评分为2.0

分，经量化，稳定增长程度为 60.0%，占适宜标准的 70.6%。以上表明重庆市传染病预防与控制领域财力资源稳定增长的机制尚未健全。

（2）财力投入的政府主导作用已然体现。公共卫生是一种公共事业，政府应当在公共卫生经费保障中占据主导地位，这点同样适用于传染病预防与控制领域。"非典"疫情后，重庆市政府对传染病防制的财政预算曾出现逐年递减的情况，随着政府和社会各方面对传染病防制的重视与关注度持续保持，政府的财政投入机制正逐步形成。从文献分析结果来看，认为重庆市传染病预防与控制领域财力投入政府主导程度不足这一问题较不严重的研究者占 40.0%，不严重、中等严重、较严重的研究者各占 20.0%，据此估算，重庆市传染病预防与控制领域政府对财力投入的主导程度不足的严重程度评分为 2.4 分，占适宜程度的 61.2%。表明政府作用还未完全发挥，若政府主导程度低，意味着公共卫生财力的筹资渠道中，需要有其他方面的筹资进行补充，因此，为了保证传染病预防与控制机构的正常运行，使其不会采取有偿提供服务来盈利的方式，重庆市政府的主导地位还需进一步提升。

2. 对财力资源配置适宜程度的初步量化

通过对财力资源政府主导、投入总量、稳定增长程度 3 个方面综合量化，得到 2020 年重庆市传染病预防与控制领域财力资源配置的整体适宜程度为 50.4%，较 2000 年提高了 9.6%，达到了适宜标准的 59.3%，如表 3-2-7 所示。其中财力资源总量适宜程度较 2000 年下降 42.9%，可能是由于财力资源指标是通过文献评阅得出，而财力资源配置相关方面的学者关注减少所致。以上表明，重庆市对于传染病预防与控制领域的财力资源配置尚未达到适宜水平，仍需提升。

表 3-2-7　重庆市传染病预防与控制领域财力资源配置的适宜程度（%）

指标	2000 年	2020 年	提升	与适宜标准比值
政府主导程度	40.0	52.0	30.0	61.2
总量适宜程度	70.0	40.0	−42.9	47.1
稳定增长程度	26.7	60.0	124.7	70.6
总体适宜程度	**46.0**	**50.4**	**9.6**	**59.3**

3. 财力资源配置适宜程度与健康结果间的关系

虽然重庆市财力资源配置的适宜程度在不断提升，但未显示与传染病发病率的健康结果存在相关性，如表3-2-8、表3-2-9所示，表明重庆市财力资源配置的改善还未充分带动其他要素的提升，从而还未体现出效果。

表3-2-8　重庆市财力资源配置适宜程度与健康结果相关性分析

内容	地区	相关系数	P
2004—2020年Spearman相关分析	重庆	0.090	>0.05

表3-2-9　重庆市财力资源配置适宜程度与健康结果单因素回归分析

项目	地区	偏回归系数		标准化偏回归系数	t	P	R^2	弹性系数
		B	标准误					
财力资源配置适宜程度	重庆	1.156	6.436	0.052	0.180	>0.05	−0.080	0.169

4.对财力资源配置适宜程度的优化重点

一是继续坚持以加大传染病防制投入为导向，明确政府在传染病防制领域的支出责任。建议政府完善法令法规，充分落实对传染病防制机构的财政保障，能将传染病预防与控制领域投入的总量、增长幅度形成制度性文件，调整存量、做大增量，建立传染病防制经费投入稳定增长机制，优化投入效率、调整投入结构，实时监测传染病防制费用变化趋势，保障传染病防制费用平稳合理增长，形成具有制度保障的投入与补偿机制。

二是应充分体现政府的主导作用，由政府牵头、委托发改委、卫生健康部门等组织开展传染病预防与控制工作所需投入总量的测算。完善以政府为主导的传染病防控财政投入机制，政府要从本级财政收入中为传染病防控预留出固定的财政份额，提高防控资金使用弹性。

（三）物力资源配置的适宜程度

物力资源包括设备、房屋、床位、器材等基本设施设备，是落实传染病预防与控制任务的保障，配置过多会造成资源浪费，配置过少则难以满足日常工作的需要，因此需对物力资源配置适宜与否进行评价，研究认为适宜的物力配置应做到：①数量适宜，即设施设备和物资等数量可保障工作任务落实，重点领域的专业设备配置适度超前；②品种齐全，设施设备和物资种类与结构能够保障功能的实现；③质量保证，设施、设备和物资符合标准要求并维护良好；

④更新及时，具有折旧更新制度，保障物力提供的可持续性。

1. 物力资源配置情况分析

（1）设施设备数量不足。参与传染病预防与控制工作各机构所配置的设施设备、物资的总量，是有效落实工作的基本保障条件，其设施设备配置标准与传染病预防与控制机构的职责应是相匹配的。针对重庆市传染病防制领域物力资源数量不足这一问题，认为较不严重和中等严重的研究者均占33.3%，认为不严重和较严重的研究者分别占22.2%和11.1%，没有研究者认为不存在问题或非常严重，如表3-2-10所示。研究者普遍提出仪器设备储备不足、基层机构的实验功能用房和实验用房面积较紧缺等问题。据此综合估算，重庆市传染病预防与控制领域物力资源不足问题的严重程度评分为2.3分，量化后得到物力资源适宜程度为53.3%，达到适宜标准的62.7%。

表3-2-10　重庆市传染病预防与控制领域物力资源评价情况

问题严重程度判断		数量充足程度		种类齐全程度		质量适宜程度		更新及时程度	
		2000年	2020年	2000年	2020年	2000年	2020年	2000年	2020年
构成比/%	不存在问题	0	0	0	0	0	0	0	0
	不严重	0	22.2	50.0	33.3	0	0	0	0
	较不严重	0	33.3	0	0	0	0	0	0
	中等严重	33.3	33.3	0	66.7	100.0	80.0	33.3	50.0
	较严重	66.7	11.1	100.0	0.0	0.0	20.0	66.7	50.0
	非常严重	0	0	0	0	0	0	0	0
	合计	100.0	100.0	100.0	100.0	100.0	100.0	100.0	100.0
	平均严重程度评分	3.7	2.3	4.0	2.3	3.0	3.2	3.3	3.5

注：0分表示不存在问题，5分表示问题非常严重。

（2）设施设备种类不全。针对重庆市传染病预防与控制领域物力资源种类不齐全问题，认为不齐全问题中等严重的研究者占66.7%，不严重的研究者占33.3%，据此估算，重庆传染病预防与控制领域物力资源种类不齐全问题的严重程度评分为2.3分。研究者在研究中普遍提出仪器设备配置存在不均匀性、基础设备配置率差距较大等问题。量化后得到物力资源种类的齐全程度为53.3%，仅达到适宜标准的62.7%。表明重庆市传染病预防与控制领域物力资源配置的种类数仍不齐全，应按需求合理配置设备，对于重点设备还应优先和超前配置。

（3）设备设施无法保障质量。针对重庆市传染病预防与控制领域物力资源质量不佳问题，80.0%的研究者认为中等严重，20.0%的研究者认为较严重，据此估算重庆市传染病预防与控制领域物力资源质量问题的严重程度评分为3.2分。经量化，物力资源质量适宜程度达到36.0%，达到适宜标准的42.4%。

（4）设施设备未能及时更新

针对重庆市传染病预防与控制领域物力资源更新不及时问题，认为这一问题中等严重、较严重的研究者均为50.0%，据此推算，重庆市传染病预防与控制领域物力资源更新不及时问题的严重程度评分为3.5分。研究者普遍表示仪器设备亟需充实和更新，物力资源及时更新的适宜程度经量化后为30%，达到适宜标准的35.3%。以上表明重庆市传染病预防与控制领域的物力资源几乎无法做到及时更新。

2. 对物力资源配置适宜程度的初步量化

物力资源适宜程度需要对物力数量、种类、质量以及更新程度进行分析，初步综合量化后得到2020年重庆市传染病预防与控制领域物力资源配置的适宜程度为44.4%，较2000年提升50.5%，达到适宜标准的52.2%，如表3-2-11所示。以上提示在对传染病防制的高度重视下，重庆市传染病预防与控制领域物力资源的配置有所完善，但对于设备设施的数量、种类、质量以及更新还存在不足，需继续改进。

表3-2-11　重庆市传染病预防与控制领域物力资源配置的适宜程度（%）

定位	2000年	2020年	提升	与适宜标准比值
数量充足程度	26.7	53.3	99.6	62.7
种类齐全程度	20.0	53.3	166.5	62.7
质量适宜程度	40.0	36.0	−10.0	42.4
更新及时程度	33.3	30.0	−9.9	35.3
总体适宜程度	29.5	44.4	50.5	52.2

3. 物力资源适宜程度与健康结果间的关系

目前重庆市传染病预防与控制领域的物力资源配置适宜程度与健康结果之间呈现显著负相关关系，相关系数为−0.656（$P<0.05$），解释程度为29.8%，如

表 3-2-12、表 3-2-13 所示。理论上，物力资源若与人力、财力形成合力，则可与组织体系、管理运行之间产生相互作用，借助服务的提供、目标的设置等综合作用，可对公众的健康结果产生影响，从而带来传染病发病率的降低。

表 3-2-12　重庆市传染病预防与控制领域物力资源配置适宜程度与健康结果相关性分析

内容	地区	相关系数	P
2004—2020 年 Spearman 相关分析	重庆	0.656	<0.05

表 3-2-13　重庆市传染病预防与控制领域物力资源配置适宜程度与健康结果单因素回归分析

项目	地区	偏回归系数		标准化偏回归系数	t	P	R^2	弹性系数
		B	标准误					
物力资源配置适宜程度	重庆	−6.689	2.621	−0.593	−2.552	<0.05	0.298	−0.785

4. 对物力资源配置适宜程度的优化重点

一是加大设施设备和物资数量的投入。建议卫生健康部门将传染病预防与控制工作开展的各项物资清单梳理明确，对所需物资清晰量化，并且寻求财政部门的认可和支持，以确保设施设备等物资的投入及时到位。

二是应建立设施设备的折旧更新制度，确保物力提供更新及时，具有可持续性。建议卫生健康部门会同发改委等部门建立物资折旧更新制度，明确各类设备物资的折旧年限，确保物资提供更新及时。

（四）信息资源配置的适宜程度

1. 信息资源配置优势与待完善之处

信息资源是传染病预防与控制工作中所需要的一切信息的统称，包括图表、数据、资料、文件等，信息的传播和利用能够为目标、策略、措施等的制定提供科学依据和支撑，是防制工作高效开展的重要保障。信息作为传染病预防与控制体系运行的隐形资源，是传染病预防与控制工作开展的必要辅助手段。适宜的信息资源应具备：①广泛收集各类公众健康相关信息，建立覆盖相关部门机构、专业机构、其他组织等的信息系统；②能够有效利用，做到实时分析利用各类信息，及时准确把握公众的健康需要与变化，提供预警和预测，支持快速反应和科学决策；③互联共享，使相关信息能够在政府、相关部门、专业机构和其他组织间跨部门、跨领域交流共享。最终体系是否具有实时的分析与决策系统是评价信息资源适宜与否的重要标准。

（1）传染病监测系统建设已具规模。我国对于传染病的监测经历了从手工上报到电子化、信息化的发展历程。法定疫情报告起始于 20 世纪 50 年代，通过邮局邮寄以县为基础的月报实现传染病疫情的报告。之后中央政府通过构建国家、省、地（市）、县、乡镇五级疾病预防控制网络，逐渐在国家和省市级疾病预防控制中心建立起三级局域网，开始了计算机报告的进程。2004 年国家疾病预防控制中心建成了网络直报系统，其核心子系统即为传染病信息报告管理系统（NNDRS），由此实现了法定传染病病例的实时报告。在此基础上，国家疾控中心又先后建立了结核病管理信息系统、麻疹监测信息报告管理系统、艾滋病综合防治信息系统等多个单病监测系统，至此我国已建成了全球最大规模的传染病监测网络系统，实现了省市间的联通，在传染病预防与控制中发挥着重要的作用。基于目前已具规模的监测网络建设，重庆市在传染病的监测中完备程度较高，经量化，在应关注的传染病范围内监测系统完备程度为 74.3%，如表 3-2-14 所示，对于已关注传染病问题的监测系统完备程度更是高达 92.5%，其中从类型来看，常见传染病、疫苗可预防传染病和新发传染病的监测完备程度分别达到 97.5%、100.0% 和 100.0%，如表 3-2-15 所示。

表 3-2-14　重庆市监测系统对应关注的传染病问题的完备程度（%）

类型	2000 年	2020 年	提升	与适宜标准比值
常见传染病	80.9	92.9	14.8	109.2
疫苗可预防传染病	79.3	86.7	9.3	102
新发传染病	44.4	90.0	102.7	105.9
其他传染病	0	0	0*	0
医源性感染	0	0	0*	0
传染病预防与控制领域	**60.1**	**74.3**	**23.6**	**87.4**

* 注：因 2000 年值为 0，故采用差值替代。

表 3-2-15　重庆市监测系统对已关注的传染病问题的完备程度（%）

类型	2000 年	2020 年	提升	与适宜标准比值
常见传染病	80.9	97.5	20.5	114.7
疫苗可预防传染病	79.3	100.0	26.1	117.6
新发传染病	44.4	100.0	127.3	117.6
其他传染病	0	0	0*	0
医源性感染	0	0	0*	0
传染病预防与控制领域	60.1	92.5	53.9	108.8

*注：因 2000 年值为 0，故采用差值替代。

（2）信息网络覆盖全面。对于传染病相关问题的监测和上报一直在不断地发展和完善，从最初 1955 年《传染病管理办法》中规定上报的甲类 3 种、乙类 15 种传染病，到 1989 年我国第一部《中华人民共和国传染病防治法》中将报告范围扩大到甲、乙、丙类 35 种，到 2004 年增加传染性非典型肺炎、人感染高致病性禽流感，2008 年增加手足口病，2009 年增加甲型 H1N1 流感，2013 年增加人感染 H7N9 禽流感等，再到 2020 纳入新型冠状病毒感染的肺炎，可见我国对传染病的监测覆盖范围在逐步扩大。传染病网络直报系统建立后，将要求报告的传染病问题均纳入直报范围，极大地缩短了传染病信息获得的时间，收集信息的广泛度更高。重庆市目前监测系统已经覆盖的病种数为 49 个，在应关注的传染病问题范围中覆盖占比 92.5%，如表 3-2-16 所示，在已关注的传染病问题范围内，占比高达 92.5%，其中常见传染病、疫苗可预防传染病和新发传染病类型上，重庆市已关注的问题在已被监测系统所覆盖的问题中的占比分别达到 97.6%、100.0% 和 100.0%，如表 3-2-17 所示。

表 3-2-16　2020 年重庆市监测系统已覆盖应关注的问题占比（%）

类型	监测系统覆盖的问题		
	应覆盖	已覆盖	比例
常见传染病	42	41	97.6
疫苗可预防传染病	30	30	100.0
新发传染病	10	9	90.0
其他传染病	2	1	50.0
医源性感染	2	1	50.0
传染病预防与控制领域	53	49	92.5

表 3-2-17　重庆市监测系统覆盖已关注的问题占比（%）

类型	2000 年	2020 年	提升	与适宜标准比值
常见传染病	85.7	97.6	13.9	114.8
疫苗可预防传染病	76.7	100.0	30.4	117.6
新发传染病	66.7	100.0	49.9	117.6
其他传染病	0	0	0*	0
医源性感染	0	0	0*	0
传染病预防与控制领域	67.9	92.5	36.2	108.8

* 注：因 2000 年值为 0，故采用差值替代。

（3）信息整合与数据共享是突破重点。传染病信息网络的建立促进了信息数据的收集，但在整合与共享的过程中仍存在一定障碍。一是针对部分传染病问题的监测系统多个并存，易造成数据冗余，并由于数据来源、统计口径等的不同可能造成监测数据的不一致。且各类监测系统标准框架不一，仍是相对独立的孤岛，系统间信息的整合、分析和反馈等数据交换的通道不畅，难以互联共通。二是数据信息共享还存在障碍，如重庆发布的公开信息中，发布者中有多个作者单位的信息报告数占 28.5%，与适宜标准比值为 33.5%，如表 3-2-18 所示。监测信息在应进行互通共享的 5 类部门（包括政府部门、业务主管部门、专业机构、医疗机构、高校协会等其他组织）中真正进行共享的程度仍有不足，重庆市传染病预防与控制领域能实现共享的机构（部门）类别数为 3 类，包括政府部门、业务主管部门和专业机构，并未在医疗机构和高校等其他组织中共享，最终初步量化后得到重庆市传染病信息的互联共享程度为 40.3%，与适宜标准比值为 47.4%，如表 3-2-19 所示。信息共享的不足在一定程度上会限制数据的分析和利用，在传染病预防与控制过程中难以真正做到各相关部门的有效配合。

表 3-2-18　重庆市有来自不同单位作者的文献占比（%）

类型	2000 年	2020 年	提升	与适宜标准比值
常见传染病	0	34.1	34.1*	40.1
疫苗可预防传染病	0	30.8	30.8*	36.2
新发传染病	0	40.3	40.3*	47.4
其他传染病	0	0	0*	0
医源性感染	0	0	0*	0
传染病预防与控制领域	0	28.5	28.5*	33.5

* 注：因 2000 年值为 0，故采用差值替代。

表 3-2-19 重庆市传染病信息的互联共享程度（%）

类型	2000 年	2020 年	提升	与适宜标准比值
常见传染病	0	49.7	49.7*	58.5
疫苗可预防传染病	0	45.7	45.7*	53.8
新发传染病	0	51.1	51.1*	60.1
其他传染病	0	0	0*	0
医源性传染病	0	0	0*	0
传染病预防与控制领域	0	40.3	40.3*	47.4

* 注：因 2000 年值为 0，故采用差值替代。

2. 对信息资源配置适宜的初步量化

目前重庆市建立了统一的"传染病网络直报系统"，系统建设较为完备，且监测覆盖的传染病问题范围较广，已经做到了对传染病信息的广泛收集，但信息在不同监测系统中的互联共通以及在部门间应用时的流通共享仍存在一定的阻碍。综合信息广泛收集程度、利用和共享程度 3 方面量化后得到重庆市传染病预防与控制领域信息资源适宜程度为 41.4%，较 2000 年提升了 41.4%，达到适宜标准的 48.7%，如表 3-2-20 所示。

表 3-2-20 重庆市传染病预防与控制信息资源的适宜程度（%）

定位	2000 年	2020 年	提升	与适宜标准比值
广泛收集信息的程度	0	74.7	74.7*	87.9
信息利用程度	0	13.5	13.5*	15.9
互联共享信息的程度	0	40.3	40.3*	47.4
信息资源配置的适宜程度	0	41.4	41.4*	48.7

* 注：因 2000 年值为 0，故采用差值替代。

3. 信息资源适宜程度与健康结果间的关系

重庆市的信息资源配置适宜程度与健康结果之间呈负相关关系，相关系数为 –0.935（$P<0.05$），如表 3-2-21、表 3-2-22 所示。表明随着信息资源配置的逐步适宜（由 0 提升至 41.4%），促进了传染病防制内部管理运行机制的改善，引导了组织架构的设置，在此基础上疾病预防控制中心、基层卫生机构、医院等对传染病人的发现、治疗、管理等工作的开展程度逐步加强，将传染病的流行和传播极大限度地控制在爆发之前，防制效果不断改善，从而表现为传染病发病率指标呈现下降趋势。

表 3-2-21　重庆市传染病预防与控制信息资源配置适宜程度与健康结果相关性分析

内容	地区	相关系数	P
2004—2020 年 Spearman 相关分析	重庆	−0.935	<0.05

表 3-2-22　重庆市传染病预防与控制信息资源配置适宜程度与健康结果单因素回归分析

项目	地区	偏回归系数		标准化偏回归系数	t	P	R^2	弹性系数
		B	标准误					
信息资源配置适宜程度	重庆	−3.236	1.620	−0.499	−1.997	>0.05	0.187	−0.335

4. 对信息资源配置适宜程度的优化重点

一是建议从顶层设计入手，强化人口健康信息权威平台的建设，加强传染病监测信息的利用。目前，无论是国家人口健康信息化的规划要求还是各级疾病预防控制中心对信息化的实践探索，建立权威平台使数据信息互联共通、交流共享已是大势所趋。将传染病监测系统融入区域人口信息平台的建设中，纵向上实现数据信息收集和整理的分级管理，横向上实现与医疗机构等应进行信息共享部门的信息流通，做到对收集信息的合理运用。

二是建议对监测系统进行定期评估，根据传染病预防与控制的动态变化对传染病监测系统进行周期性的评价，确定监测疾病的优先序位，并有针对性地增加对应关注传染病问题的监测。加大传染病问题监测评估力度，对整个监测过程进行追踪，及时判断传染病问题监测的效果和监测中出现的问题，根据评估反馈不断调整完善。

（五）资源配置适宜程度的初步量化

综合人力、财力、物力和信息资源配置的情况，可以初步量化得到资源配置的适宜程度。2020 年重庆市传染病预防与控制体系资源配置的适宜程度为41.1%，较 2000 年提升了 89.9%，达到适宜标准的 48.7%，如表 3-2-23 所示。表明资源投入仍是今后体系建设中需进一步强化的部分。信息资源配置的适宜程度相对较低，加强信息资源的建设是体系建设的重中之重。

表 3-2-23 重庆市传染病预防与控制领域资源配置的适宜程度（%）

指标	2000 年	2020 年	提升	与适宜标准比值
人力资源适宜程度	43.0	44.4	3.3	52.2
财力资源适宜程度	46.0	50.4	9.6	59.3
物力资源适宜程度	29.5	44.4	50.5	52.2
信息资源适宜程度	0	42.1	42.1*	49.5
资源配置适宜程度	**21.8**	**41.4**	**89.9**	**48.7**

*注：因 2000 年值为 0，故采用差值替代。

　　随着传染病预防与控制体系人力、财力、物力、信息等资源配置的不断优化，带动体系组织架构的健全、管理机制的完善，从而推动传染病预防与控制服务的广泛提供，保障服务的质量，提高服务的公平性，进而提高传染病预防与控制的整体工作效果，最终带来传染病发病率等的降低，居民健康的改善。

　　综合各个字段、指标、定位后得到重庆市传染病预防与控制资源配置适宜程度，符合卫生系统宏观模型"子模—概念/定位—指标"的逻辑性；以公开渠道获取评价资料，并进行系统的收集，不依赖于政府部门、专业机构的填报数据，评价具有可操作性和可信度；通过与适宜标准间的对比，结果具有可比性；通过分析，发现物力资源适宜程度、信息资源适宜程度 2 个方面均与健康结果存在相关关系，表明结果能够在一定程度上反应现实状况，评价具有科学性。

二、传染病预防与控制组织体系建设健全程度

　　组织体系是传染病预防与控制体系的主体结构框架，其结构覆盖的全面与否以及内部职权划分的合理性能够直接决定体系所提供的服务是否合理，也能够影响体系目标的达成。框架的健全是组织体系的基础，而内部统筹协调能力和职责明确程度也是必不可少的环节，健全的组织架构应具备统一的协调能力，有明确的职责，并且能解决重点问题。因此本部分从组织架构是否健全、组织协调是否完善以及职责分工是否可落实三个方面论述，其中组织协调又包括对重大传染病问题的统筹协调和对常规工作的统筹协调两部分。

　　（一）组织架构的健全程度

　　传染病防制组织体系是落实传染病防制目标，承担传染病防制功能和提供服务的主体，同时也是结构基础。传染病防制工作的开展需遵循"大健康观"

的理念，需由政府主导、相关部门、其他组织等共同负责，协作联动，因此从组织架构是否覆盖业务部门、关键支撑部门和其他部门等各类部门来判断组织架构是否健全。经过前期的专家咨询论证，认为传染病预防与控制领域业务部门包括业务主管部门、专业机构、医疗机构、基层卫生服务机构4类，关键支撑部门包括人力保障部门、政策保障部门、财力保障部门以及医保部门4类，其他支撑部门包括教育部门、海关、检验检疫部门等13类。

1. 组织架构健全程度分析

（1）组织架构基本覆盖各类部门。1989年的《中华人民共和国传染病防治法》是推动重庆传染病防制事业快速发展的重要保障和支撑，有赖于《中华人民共和国传染病防治法》的颁布，重庆有了较为完善的传染病防制组织架构，明确了防制工作开展中的部门范围，如覆盖了区（县）的人民政府、业务主管部门、专业机构、医疗机构和基层卫生服务机构等业务部门，也覆盖了包含发改委、财政、医保、教育等在内的支撑部门，还覆盖了妇联、协会等其他组织，建立了由政府牵头，多部门合作以及社会团体参与的传染病防制的组织体系。在之后的运行过程中，随着转发国家层面以及发布当地的相关规划文件的增多，如2019年重庆市出台的《重庆市遏制结核病行动计划实施方案（2019—2022年）》等，将覆盖部门的范围进一步扩大。在应覆盖的21类部门中，分属5个传染病类型的53个具体传染病病种既有全部覆盖的病种（新冠肺炎），也有仅覆盖1类部门的病种（肺炎球菌），覆盖并不均衡，因此重庆最终的覆盖范围为70.8%，较2000年提升47.8%，如表3-2-24所示，表明了重庆组织架构能够广泛地覆盖传染病防制的相关部门，优势较为明显。

表3-2-24 重庆市传染病预防与控制领域组织架构覆盖的各类部门情况（%）

字段	应覆盖数	2000年覆盖占比	2020年覆盖占比	提升	与适宜标准比值
业务部门覆盖情况	4	60.1	83.8	39.4	98.7
关键支撑部门覆盖	4	17.2	43.4	152.3	51.1
其他部门覆盖情况	13	62.9	73.6	17.0	86.6
总体覆盖情况	21	47.9	70.8	47.8	83.3

（2）业务部门组织架构基本健全。业务部门是传染病预防与控制工作的主要承担者，若业务部门缺失，则工作开展必然深受影响。业务部门主要包括卫

生健康委员会等业务主管部门、疾病预防控制中心等专业传染病预防与控制机构、医疗机构以及社区卫生服务中心等基层卫生机构4类，基于《中华人民共和国传染病防治法》以及其他规范性文件的规定，重庆市传染病预防与控制组织架构对于业务部门的覆盖情况较好。重庆市传染病预防与控制领域整体业务部门组织架构的健全程度较高，应覆盖的4类部门中，覆盖范围为83.8%，达到适宜标准的98.7%。表明了重庆已建立健全了传染病防制业务机构领导负责、专业机构为主体，综合医院以及社区卫生服务中心为支撑的防制工作开展组织架构。

（3）组织架构未完全覆盖关键支撑部门情况。政策、财力、人力等部门是传染病预防与控制工作开展的重要保障，因而也是组织架构应该覆盖到的关键支撑部门。重庆在1989年的《中华人民共和国传染病防治法》、1991年的《中华人民共和国传染病防治法实施办法》中确定了鼠疫、霍乱等常见传染病和疫苗可预防传染病等多个传染病问题防制架构，规定应覆盖政策保障部门、财力保障部门；2012年《重庆市消除麻风病危害规划（2011—2020年）》发布后，新增加了人事保障部门等，最终形成的关键支撑部门为4类。在应覆盖的4类关键支撑部门中，重庆目前已覆盖的范围为43.4%，达到适宜标准的51.1%。表明重庆的组织架构尚未完全覆盖关键支撑部门。

（4）其他部门广泛参与传染病预防与控制。从《中华人民共和国传染病防治法》《中华人民共和国传染病防治法实施办法》到1998年发布的《重庆市预防控制性病艾滋病条例》，2017年发布的《重庆市人民政府关于印发重庆市遏制与防治艾滋病"十三五"行动计划的通知》，以及后续的相关法律和规范性文件，如2008年《卫生部办公厅关于印发埃博拉出血热等6种传染病预防控制指南和临床诊疗方案的通知》、2009年重庆市卫生局印发《2009—2015年重庆市重点寄生虫病防治规划》、2020年重庆市卫生健康委员会公布《重庆市重大传染病防控工作方案》，规定了教育部门、司法部门、食品药品监管部门、检验检疫部门、交通运输部门、海关（入境口岸）、农业部门等13个其他部门均应参与传染病的防制工作。重庆市传染病预防与控制组织架构覆盖其他部门的范围为73.6%，达到适宜标准的86.6%。表明了重庆市教育部门等其他部门能够广泛地参与到传染病防制工作中。

2. 对组织架构完备程度的初步量化

经过对业务部门、关键支撑部门、其他部门组织架构的覆盖情况综合量化后得到重庆市传染病预防与控制体系组织架构的完备程度为 68.4%，较 2000 年提升 38.7%，与适宜标准比值为 80.5%，差距较小，如表 3-2-25 所示。从类型来看，常见传染病、疫苗可预防传染病和新发传染病的组织架构完备程度较高，分别为 80.9%、75.9%、77.7%。表明了重庆市对于传染病防制工作的开展已经组建了较为完备的架构体系，组织体系内部的各类部门均能够承担起防制职能。

表 3-2-25   重庆传染病预防与控制体系组织架构的完备程度（%）

类型	2000 年	2020 年	提升	与适宜标准比值
常见传染病	59.2	80.9	36.7	95.2
疫苗可预防传染病	58.5	75.9	29.7	89.3
新发传染病	32	77.7	142.8	91.4
其他传染病	0	19.4	19.4*	22.8
医源性感染	0	19.8	19.8*	23.3
传染病预防与控制领域	**49.3**	**68.4**	**38.7**	**80.5**

* 注：因 2000 年值为 0，故采用差值替代。

3. 传染病预防与控制体系组织架构完备程度与健康结果间的关系

重庆市传染病预防与控制体系组织架构的完备程度与健康结果间存在显著的负相关关系，相关系数为 –0.951，方程解释程度为 82.8%，弹性系数为 –1.312，如表 3-2-26、表 3-2-27 所示。重庆市传染病防制体系组织架构的完备程度由 49.3% 提升至 68.4%，带来了管理运行的改善、资源配置的提升，共同促进服务提供质量和效率的提升，并促进了公平性，相关部门如疾病预防控制中心、医疗机构、基层卫生服务机构等发现、治疗、管理传染病人，最终提高传染病问题的防制效果，促进健康结果的改善，主要表现为传染病发病率的降低。

表 3-2-26   重庆市传染病预防与控制体系组织架构完备程度与健康结果相关性分析

内容	地区	相关系数	P
2004—2020 年 Spearman 相关分析	重庆	–0.951	<0.001

表 3-2-27　重庆市传染病预防与控制体系组织架构完备程度与健康结果单因素回归分析

项目	地区	偏回归系数		标准化偏回归系数	t	P	R^2	弹性系数
		B	标准误					
组织架构完备程度	重庆	−437.671	51.208	−0.916	−8.547	0.000	0.828	−1.312

4. 对组织架构完备程度的优化重点

在传染病防制体系组织架构全面健全的基础上，还需要进一步提升对关键支撑部门的覆盖，关键支撑部门是体系良性运转的基础，对于未纳入法定报告的传染病问题，更应该加强关注，在防制过程中增强政策、财力等保障和支撑。在传染病防制的过程中关键支持部门（政策保障、财力保障、人事保障、医保部门）承担了核心管理的保障职能，传染病预防与控制领域工作开展状态展现出应对重大传染病问题和事件能够及时反映、充分调动各方资源，而在常规工作方面欠缺各方协作，尤其是难以调动除业务部门外的关键支撑部门，因此可能造成人才队伍建设、财政、政策等无法得到关键的保障和支撑，最终导致各方在应对传染病防制问题方面，出现诸如权责交叉、合作不佳等多种问题，影响常规工作目标的实现。因此政府应积极提供各方协作的动力，在主管卫生部门的政府相关责任人领导下，广泛协调多部门，尤其补齐关键支撑部门协调不力的短板，共同应对传染病问题。

（二）应对重大公共卫生问题的统筹协调权威程度

传染病的重大问题，往往带有"跨界""突发"等特征，尤其是重庆市作为特大城市所面临的新发传染病等威胁，各地区跨层级、跨部门甚至跨行业的联防联控机制的建立非常必要，本研究从重庆市传染病体系是否建立应对重大传染病问题的统筹协调机制入手，评价其对传染病重大问题的统筹权威程度。

1. 重大问题统筹协调机制分析

（1）应对重大传染病问题的统筹协调机制情况。目前，重庆市已建立防治重大疾病工作联席会议制度。联席会议由市委政法委、市卫生健康委、市公安局、重庆海关等 34 个部门组成。该制度的建立，强化了包括传染病防控在内的重大疾病防治工作部门间协作配合。通过国家传染病直报系统，已经实现疾控机构、海关关于外籍人员传染病信息共享。公安机关立足职能职责，在现行信息共享协作机制的基础上，会根据卫生等各部门防疫需要，依法依规提供患有传染病外籍人员居住地信息。重庆协调机制在应覆盖管理的 21 类部门中，最多能覆盖管理 19 类，仅欠缺对农业部门、劳动就业部门的覆盖。重庆市传染病问题协调机制（机构）管理的各类部门（机构）范围如表 3-2-28 所示。

表 3-2-28　重庆市传染病问题协调机制（机构）管理的各类部门（机构）范围

类型	重庆业务部门协调情况		重庆关键支撑部门协调情况		重庆其他部门协调情况	
	应协调数	协调范围/%	应协调数	协调范围/%	应协调数	协调范围/%
常见传染病	4	2.9	4	6.6	13	2.7
疫苗可预防传染病	4	2.4	4	7.1	13	2.4
新发传染病	4	0	4	0	13	0
其他传染病	4	11.1	4	22.2	13	10.2
医源性感染	4	0	4	0	13	0
传染病预防与控制领域	4	0	4	0	13	0

（2）发挥重大问题协调作用。1998—2020 年重庆市发布了诸多相关文件，如表 3-2-29 所示，涉及传染病联防联控工作机制的内容，表明重庆市在应对重大传染病问题时的统筹协调机制还未规范化和常态化，在有效应对传染病预防与控制领域中的重大问题方面还需完善。

表 3-2-29　重庆市传染病预防与控制领域应对重大问题的协调机构（机制）发文

年份	发文内容
1998	重庆市预防控制性病艾滋病条例
2001	重庆市预防控制狂犬病办法
2007	重庆市卫生局关于进一步加强冬春季传染病防控工作的通知
2008	重庆市卫生局关于印发《2008 年重庆市卫生应急工作要点》的通知
2009	重庆市卫生局关于开展《重庆市麻风病防治规划（2006—2010 年）》中期评估的通知
2010	重庆市卫生局关于印发《建设"健康重庆"2010 年工作计划》和《建设"健康重庆"2010 年活动计划》的通知 重庆市卫生局关于印发《重庆市消除疟疾行动计划（2010—2020 年）》的通知
2012	重庆市消除麻风病危害规划（2011—2020 年）
2013	重庆市卫生局关于印发《重庆市乙型肝炎监测项目技术方案》的通知
2014	重庆市卫生和计划生育委员会关于印发《2014 年全市中医工作要点》的通知

年份	发文内容
2015	重庆市人力资源和社会保障局、重庆市卫生局关于进一步做好耐药结核病人医疗保险有关工作的通知
2016	重庆市人民政府办公厅关于进一步加强疫苗流通和预防接种管理工作的通知
2017	重庆市人民政府办公厅关于印发《重庆市遏制与防治艾滋病"十三五"行动计划》的通知
2020	关于进一步做好新冠肺炎疫情常态化防控工作的若干意见 关于统筹做好分区分级分类疫情防控工作的通知

2. 对重大传染病问题统筹协调机制的初步量化

目前重庆市已建立了应对重大传染病问题的统筹协调机制，其协调的范围和管理的部门是协调机制能否发挥作用的重要体现。2020 年重庆市协调机制在应对重大传染病问题时进行统筹协调的权威程度为 4.5%，虽较 2000 年相比经历了从无到有，但也仅为适宜标准的 5.3%，与适宜标准差距还较大，如表 3-2-30 所示。从类型来看，新发传染病的协调权威性较高，为 16.4%，其他传染病、医源性感染的协调权威程度仍为 0。提示了重庆市所建立的应对重大传染病问题的统筹协调机制尚不健全，需要进一步加强建设。

表 3-2-30　重庆应对重大传染病问题协调机构（机制）的权威程度（%）

类型	2000	2020	提升	与适宜标准的比值
常见传染病	0	1.7	1.7*	2
疫苗可预防传染病	0	3.3	3.3*	3.9
新发传染病	0	16.4	16.4*	19.3
其他传染病	0	0	0*	0
医源性感染	0	0	0*	0
传染病预防与控制领域	0	4.5	4.5*	5.3

* 注：因 2000 年值为 0，故采用差值替代。

3. 重大问题统筹协调机制与健康结果间的关系

重庆市传染病防制统筹协调机制的协调程度与健康结果之间呈现显著负相关关系，相关系数为 −0.836（$P<0.01$），解释程度为 67.7%，如表 3-2-31、表 3-2-32 所示。表明统筹协调机制协调程度的提升，对管理运行的改善、资源配置适宜的提升产生作用，从而促进各方提供更到位的功能服务，促进目标设置的合理程度，改善健康结果。

表 3-2-31　重庆市传染病防制重大协调机制权威程度与健康结果相关性分析

内容	地区	相关系数	P
2004—2020 年 Spearman 相关分析	重庆	–0.836	<0.01

表 3-2-32　重庆市传染病防制重大协调机制权威程度与健康结果单因素回归分析

| 项目 | 地区 | 偏回归系数 | | 标准化偏回归系数 | t | P | R^2 | 弹性系数 |
		B	标准误					
组织架构完备程度	重庆	–814.020	142.960	–0.836	–5.694	0.000	0.677	0.866

4. 对重大问题统筹协调机制建设的优化重点

重庆市协调机制在应对重大传染病问题时进行统筹协调的权威程度仅为 4.5%，应在已建立的统筹协调机制基础上进一步扩大部门协调管理的范围，尽快实现在已关注传染病重大问题的防制过程中，均能协调和管理全部的 21 类部门。

建立常态化联防联控协调机制。2020 年在面对新冠肺炎疫情时，党中央迅速部署，成立中央应对疫情领导小组、国务院联防联控机制。通过运转有效的联防联控协调机制，及时建立起多部门合作，共同应对重大疫情冲击，快速反应、沟通协作，最终将国内疫情逐步控制，中国成为疫情冲击下防控效果最好的国家。在此次面对新冠肺炎疫情的冲击时，重庆市与四川省签署《协同加强新冠肺炎疫情联防联控工作备忘录》，建立疫情联防联控机制，进一步增强社会协同治理能力，并明确完善两地卫生应急联防联控长效机制。在建立重大传染病协调机制的经验方面，可以参考上海于 2005 年成立运行至今的上海市公共卫生联席会议制度，该制度包括了各区政府和卫健委、发改委、财政局、人力资源保障局、公安局、教委、农委、商务委、食品药品监管局、海关、民政局、市残联、市红十字会等 34 个相关部门，统筹协调包括传染病防制在内的全市的公共卫生工作。并且连续的会议制度和规范化的会议文件充分说明联席会议制度已步入常态化轨道，能够有效应对传染病预防与控制领域中的重大问题。

（三）常规工作统筹协调的权威程度

传染病预防与控制的常规工作不同于应对重大事件，更强调的是常规工作负责人是否有协调各部门机构的权威性。政府负责人的有效协调是保证体系高效运转的关键，一旦协调缺失，将导致体系功能与资源等的碎片化、条块分割、信息不对称等棘手后果，会极大地影响日常工作的开展。因此可从常规工作是否能够统筹协调各部门（包括业务部门、关键支撑部门、其他部门），评价常规工作对传染病预防与控制的可协调程度。

1. 常规工作统筹协调程度分析

（1）常规工作中统筹协调业务部门情况。目前重庆市传染病常规工作由副市长负责，其分管卫生健康、医疗保障、民族宗教、商务、外经外贸、自贸试验区、文化和旅游发展、广播电视、文物、外事、港澳事务、台湾事务、地方金融监管和金融、中新示范项目、社会科学、妇女儿童、残疾人工作。由此可知，重庆市在传染病常规工作中能够及时有效地协调卫生健康委等业务主管部门、疾病预防控制中心等专业机构、医疗机构以及基层卫生服务机构这几类业务部门。针对重庆市目前已关注的传染病问题，政府层面分管负责人能够协调业务部门的范围达100%，如表3-2-33所示，包括了常见传染病、疫苗可预防传染病和新发传染病的业务部门。表明了重庆市传染病防制的常规工作中，能够有效地对业务部门进行协调，确保工作的正常开展。

表 3-2-33　重庆市传染病预防与控制领域政府层面负责人分管主要部门情况（%）

字段	应覆盖数	2020 重庆覆盖占比	与适宜标准的比值
业务部门覆盖情况	4	100.0	117.6
关键支撑部门覆盖情况	4	0	0
其他部门覆盖情况	13	8.3	9.8
总体覆盖情况	21	33.3	39.2

（2）对关键支撑部门的统筹协调力度不足。从重庆政府层面的分管负责人可协调的部门机构看，未能对政策保障部门、财力保障部门等关键支撑部门予以协调，仅能够协调医保部门参与传染病防制工作。因此传染病防制体系中政府层面负责人可协调的关键支撑部门仍为0。由此可见重庆市能够协调关键支撑部门的力度不足，在传染病防制的常规工作开展过程中可能会面临政策、经费、人力等方面的支持困境。

（3）缺乏对其他部门的有效协调。重庆市政府层面负责人目前尚未能够对海关、农业部门、司法部门、交通运输部门等进行统筹协调，在常规工作的开展中，可能会面临多种挑战，如当某种新发传染病暴发时，重庆市政府难以与海关（入境口岸）、司法部门、交通运输部门进行协调，可能无法在最短时间内控制事态发展；再如在对肠道传染病等问题进行控制管理时，难以协调农业、检验检疫等部门，可能会对工作的开展产生阻碍等。经量化，重庆市传染病预防与控制领域政府层面负责人能够协调其他部门的范围仅为 8.3%。提示重庆市在传染病常规防制工作中，还缺乏对其他部门的有效协调，不利于工作的开展和落实。

2. 对常规工作的协调权威程度的量化

常规工作中的统筹协调程度主要体现在政府层面分管负责人的分管范围与协调能力。经初步量化后，重庆市常规工作统筹协调的权威程度为 13.1%，与适宜标准相差较大，仅为适宜标准的 15.4%，如表 3-2-34 所示。表明重庆市在传染病防制常规工作中各方还未形成协同联动的机制，协调力度不强。

表 3-2-34 重庆市传染病防制常规工作统筹协调的权威程度（%）

类型	2000 年	2020 年	提升	与适宜标准的比值
常见传染病	12.7	14.5	14.2	17.1
疫苗可预防传染病	11.7	14.8	26.5	17.4
新发传染病	9.9	13.3	34.3	15.6
其他传染病	0	7.4	7.4*	8.7
医源性感染	0	7.4	7.4*	8.7
传染病预防与控制领域	9.8	13.1	33.7	15.4

注：* 因 2000 年数值为 0，此处取差值替代。

3. 常规工作协调权威性与健康结果间的关系

重庆市传染病防制常规工作协调权威程度与健康结果之间呈现显著的负相关关系，相关系数为 –0.911（$P<0.05$），解释程度为 87.7%，如表 3-2-35、表 3-2-36 所示。表明随着常规工作协调权威程度的提升，会带来各方在日常工作中的协同配合；与资源配置、管理运行相互作用，共同促进服务提供的公平性和合理性；同时，还会与公众需要相互影响，作用于对需要的识别和把握，最终通过体系目标设置作用与健康结果的改善，促进传染病发病率的降低。

表 3-2-35 重庆市传染病防制常规工作协调程度与健康结果相关性分析

内容	地区	相关系数	P
2004—2020 年 Spearman 相关分析	重庆	–0.911	<0.05

表 3-2-36　重庆市传染病防制常规工作协调程度与健康结果单因素回归分析

项目	地区	偏回归系数		标准化偏回归系数	t	P	R^2	弹性系数
		B	标准误					
常规协调机制权威程度	重庆	−18.021	3.771	−0.936	−4.78	0.000	0.877	−1.742

4. 对常规工作协调权威程度的优化重点

应建立传染病预防与控制常规工作协调机制。广泛纳入如发改委、财政、人事等关键支撑部门、海关（入境口岸）、农业、司法、检验检疫、食品药品监管等其他支撑部门，从而促进在常规工作中各方的协同联动，积极发挥各部门的支撑作用，共同促进传染病防制工作的顺利开展。在此基础上，还应该明确各方的工作职责，不能仅是表面纳入，而是应该清晰明确地赋予各部门在传染病防制工作开展中的职责内容，从而有章可循地开展具体工作，促进传染病防制工作的最终落实。在政府分管负责人方面要适当增加政府负责人分管的部门数，尤其是关键支撑部门，提高组织协调权威程度，各部门之间协作效率也会相应地提高，进而提高该地区传染病预防控制能力。

（四）组织体系各方职责明确程度

传染病预防与控制工作开展的各机构部门，应明确自身定位，做到职责可考核，才能真正落实职责分工，保证工作的顺利开展。防制工作中由于利益主体的多元化，职责落实中往往会发生职权不清、落实不明等现象，严重影响了部门机构自身作用的发挥，目前而言，组织体系中各组成机构，职责是否被覆盖、是否清晰、是否可考核是评价工作能否落实的重点。

1. 职责明确的情况

（1）组织体系覆盖各方职责情况。《中华人民共和国传染病防治法》《中华人民共和国传染病防治法实施办法》等法律法规规定了参与传染病预防与控制工作开展的各类部门机构，明确了组织架构，还提及了各类部门的职责任务。在此基础上，重庆市后续出台的多项规范性文件对部门的职责分工均有所提及。如 2010 年印发的《重庆市消除疟疾行动计划（2010—2020 年）的通知》，提出了"重庆市卫生局协调有关部门研究制定消除疟疾工作方针、政策、规划和措施，负责综合协调工作。各区县疾控机构要建立、健全疟疾防治专业队伍，并配备得力人员；乡镇卫生院有专人负责疟疾防治工作"，将职责覆盖到了业务部门。提出"发展改革、财政部门负责将疟疾消除工作相关内容列入国民经济和社会发展规划，安排疟疾防治与消除专项经费，并加强资金监管。出入境检验检疫、公安、旅游、商务等部门配合卫生部门做好相关出入境人员疟疾健康教育、病例监测和出入境防病管理，及时与卫生部门沟通有关信息。广电部门负责安排多种形式的疟疾防治知识宣传。教育部门负责在中小学校开展疟疾防治知识宣传教育。教育部门负责在中小学校开展疟疾防治知识宣传教育"，将职责覆盖到了关键支撑部门和其他部门。

针对重庆市已关注的传染病问题，业务部门、关键支撑部门、其他支撑部门职责提及程度分别为 88.5%、27.9%、64.9%，如表 3-2-37 所示。从类型来看，各部门在其他传染病和医源性感染类型下部门职责提及程度较低，对医源性感染无部门职责提及。表明了重庆市传染病防制体系中的各方均对部门职责有所涉及和规定，但职责分工需在清晰可考核的状态下才能发挥作用。

表 3-2-37　2020 年重庆市已关注传染病问题维度各类部门职责提及情况（%）

部门	类型	应提及	职责提及占比	与适宜标准的比值
业务部门	常见传染病	4	98.8	116.2
	疫苗可预防传染病	4	100.0	117.6
	新发传染病	4	100.0	117.6
	其他传染病	4	50.0	58.8
	医源性感染	4	0	0
	传染病预防与控制领域	4	88.5	104.1
关键支撑部门	常见传染病	4	30.0	35.3
	疫苗可预防传染病	4	29.2	34.3
	新发传染病	4	31.3	36.8
	其他传染病	4	25.0	29.4
	医源性感染	4	0	0
	传染病预防与控制领域	4	27.9	32.9
其他支撑部门	常见传染病	13	77.5	91.2
	疫苗可预防传染病	13	79.5	93.6
	新发传染病	13	72.7	85.6
	其他传染病	13	9.1	10.7

续表

部门	类型	应提及	职责提及占比	与适宜标准的比值
其他支撑部门	医源性感染	13	0	0
	传染病预防与控制领域	13	64.9	76.4

（2）业务部门职责清晰可考核情况。各方分工内容能够进行考核是落实职责的关键。重庆市在四类职责应考核的业务部门中，职责可考核的平均部门数为2.4类，占比60.0%，较2000年提升23.0%，如表3-2-38所示，针对已关注的传染病问题，业务部门可考核的部门占比达到61.3%，如表3-2-39所示，其中常见传染病、疫苗可预防传染病、新发传染病部门职责清晰可考核占比分别为73.8%、74.0%、75.0%，其他传染病和医源性感染暂不可考核。可知重庆传染病防制的业务部门职责分工大部分可考核，尤其是白喉、百日咳等疫苗可预防传染病，职责分工中多规定了接种率的具体标准，因而业务部门的职责更能被落实。

表3-2-38　重庆市应关注传染病问题维度各类部门职责清晰可考核情况（%）

部门	类型	应提及	2000年	2020年	提升	与适宜标准的比值
业务部门	常见传染病	4	61.3	70.0	14.2	82.3
	疫苗可预防传染病	4	60.3	67.5	11.9	79.4
	新发传染病	4	41.7	72.5	73.9	85.3
	其他传染病	4	0	0	0*	0
	医源性感染	4	0	0	0*	0
	传染病预防与控制领域	4	48.8	60.0	23.0	70.6
关键支撑部门	常见传染病	4	0	10.0	10.0*	11.8
	疫苗可预防传染病	4	0	12.5	12.5*	14.7
	新发传染病	4	0	5.0	5.0*	5.9
	其他传染病	4	0	0	0*	0
	医源性感染	4	0	0	0*	0
	传染病预防与控制领域	4	0	7.5	7.5*	8.8
其他支撑部门	常见传染病	13	0.4	7.6	7.6	8.9
	疫苗可预防传染病	13	0.6	9.7	9.7	11.4
	新发传染病	13	1.0	8.1	8.1	9.5

续表

部门	类型	应提及	2000 年	2020 年	提升	与适宜标准的比值
其他支撑部门	其他传染病	13	0	0	0	0
	医源性感染	13	0	0	0	0
	传染病预防与控制领域	13	0.5	6.9	12.8	8.1

注：* 因 2000 年数值为 0，此处取差值替代。

表 3-2-39　2020 年重庆市已关注传染病问题各类部门职责清晰可考核情况（%）

部门	类型	应提及	职责清晰可考核占比	与适宜标准的比值
业务部门	常见传染病	4	73.8	86.8
	疫苗可预防传染病	4	74.0	87.0
	新发传染病	4	75.0	88.2
	其他传染病	4	0	0
	医源性感染	4	0	0
	传染病预防与控制领域	4	61.3	72.1
关键支撑部门	常见传染病	4	10.0	11.8
	疫苗可预防传染病	4	15.6	18.4
	新发传染病	4	6.3	7.4
	其他传染病	4	0	0
	医源性感染	4	0	0
	传染病预防与控制领域	4	9.1	10.7
其他支撑部门	常见传染病	13	8.0	9.4
	疫苗可预防传染病	13	11.7	13.8
	新发传染病	13	8.0	9.4
	其他传染病	13	0	0
	医源性感染	13	0	0
	传染病预防与控制领域	13	7.6	8.9

（3）关键支撑部门及其他部门职责难考核。重庆市传染病防制工作的关键支撑部门和其他支撑部门的职责分工仍未得到明确，从关键支撑部门来看，4 类部门中职责清晰可考核的部门数平均仅 0.3 类，占比为 7.5%，与 2000 年相比经历了从无到有的转变，其中疫苗可预防传染病关键支撑部门的职责明确可考核情况稍好，但也仅占 12.5%；从其他支撑部门来看，12 类部门中，职责分工可考核的部门数平均仅为 0.8 类，占比 6.9%，较 2000 年提升了 12.8%。表明了关

键支撑部门和其他支撑部门虽然均提及了职责任务，但均不清晰且可考核程度低，在工作开展时难以对这些部门进行考核监督。

2. 对各方职责明确程度初步量化

传染病预防与控制组织体系对各方的职责任务进行了广泛地提及和规定，但所提及职责的可被落实程度并不高。经初步量化，重庆市在应关注的传染病问题中，组织体系各方职责的明确程度为39.3%，较2000年提升15.2%，为适宜标准的46.2%，如表3-2-40所示。从类型来看，针对应关注的传染病问题，各方职责明确程度有所提升，常见传染病、疫苗可预防传染病和新发传染病分别为50.3%、46.6%和42.8%。提示传染病组织体系各方职责的明确程度还有很大的提升空间。

表3-2-40　重庆市应关注传染病问题职责分工的明确程度（%）

类型	2000年	2020年	提升幅度	与适宜标准的比值
常见传染病	46.1	50.3	9.1	59.2
疫苗可预防传染病	44.6	46.6	4.5	54.8
新发传染病	25.4	42.8	68.5	50.4
其他传染病	0	0	0	0
医源性感染	0	0	0	0
传染病预防与控制领域	**34.1**	**39.3**	**15.2**	**46.2**

3. 职责明确程度与健康结果间的关系

重庆市各方职责的明确程度与健康结果间呈显著负相关关系，相关系数为 -0.736（$P<0.05$），可以在86.4%程度上解释各方职责的明确程度与健康结果间关系，如表3-2-41、表3-2-42所示。表明随着职责明确程度的提升，能够带来组织体系职责的落实，从而促进组织体系的进一步完善，最终影响防制效果，促进健康结果的改善。

表3-2-41　重庆市职责分工明确程度与健康结果相关性分析

内容	地区	相关系数	P
2004—2020年 Spearman 相关分析	重庆	-0.736	0.003

表 3-2-42　重庆市职责分工明确程度与健康结果的单因素回归分析

| 项目 | 地区 | 偏回归系数 | | 标准化偏回归系数 | t | P | R^2 | 弹性系数 |
		B	标准误					
职责分工明确程度	重庆	−12.166	1.394	−0.929	−8.727	0.000	0.864	−1.594

4. 对各方职责明确程度优化重点

强化各部门的职责分工，特别是人事、政策、财政、医保等关键支撑部门的职责任务。不仅要清晰表述可考核的标准，而且在制度层面上要将各部门的工作流程细化，以保障落实。同时职责分工的规范化和标准化也可为进一步实施考核评估提供依据，使工作监督有章可循。

厘清部门职责，加强对部门工作的考核。明确组织体系各个部门的职责并保障职责的有效落实，是组织体系运行的核心任务，职责的不明确和不可考核会导致工作的相互推诿，使管理制度和工作无法落实，最终对健康指标产生影响，即职责的不明确和各部门缺乏考核评价势必会导致传染病防制工作难以有效地落实。因此部门的职责应该进一步明确，在政策中强化各部门的职责分工，特别是人事、财政等关键支撑部门的职责和任务，不仅需要清晰表述更需要达到考核标准，从制度层面将各个部门的工作流程细化，以保障落实。通过政府牵头统筹、厘清各部门的职责，明确相应的数量和质量要求，同时职责分工的规范化和标准化也可为进一步实施考核评价提供依据，使工作开展有章可循。通过法律法规进行明确，使各部门各司其职，同时应当制定客观简便易操作的考核标准，如明确任务落实的流程和步骤、开展的数量与频率要求、任务完成的具体指标和考核标准，政府需引导各部门细化考核职责的方案，每项健康举措都应列出计划方案，展现明确的时间节点以及路径图，明确责任人，确保职责任务的可落实，据此来考核各部门的职责落实情况。通过对各部门的职责分工、配套政策与措施、考核评价机制的落实，逐步纳入地方法律法规的体系中来，提升对相关部门尤其是关键支撑部门的刚性约束力。

加强对医源性传染病和其他传染病的关注。无论组织架构的完备程度、组织协调的权威程度还是组织协调的明确程度，医源性传染病和其他传染病关注度都不高。政府应密切关注医源性传染病，医院也要做好日常管理工作。同时还要加大职业防护培训，提高医务人员的认知程度，发现疑似传染病应立即采取相应防治措施。在应关注的传染问题中，政府层面对某些病种尚未关注和重视，这需要政府、卫生健康部门、专业机构和其他各方及时掌握公众对传染病防制的相关健康需要，要将公众最迫切的健康需要转为工作开展的主要方向，确保所设置的目标能够广泛体现公众需要。并根据公众健康需要的动态变化及时对防治目标合理增减，以达到工作成效最大化、解决公众最迫切的健康需要。

（五）初步量化组织体系完善程度

依据传染病预防与控制体系组织体系健全程度，组织体系协调者的权威程度以及组织体系内各方职责的明确程度，可初步量化传染病预防与控制体系组织体系的完善程度。组织体系完善程度越高，越有利于落实防制目标。经量化，2020 年重庆组织体系完善程度为 68.4%，较 2000 年提升 104.8%，达到适宜标准的 80.5%，如表 3-2-43 所示。其中常见传染病、新发传染病和疫苗可预防传染病预防控制组织体系的完善程度相对较高，分别达到适宜标准的 95.2%、91.4% 和 89.3%，而针对其他传染病和医源性感染预防控制组织体系的完善程度仅为 22.8% 和 23.3%，表明重庆市应重点加强针对其他传染病和医源性感染预防控制的组织体系完善。

表 3-2-43　重庆传染病预防与控制组织体系的完善程度（%）

类型	2000 年	2020 年	提升	与适宜标准比值
常见传染病	45	80.9	79.8	95.2
疫苗可预防传染病	44.1	75.9	72.1	89.3
新发传染病	24.9	77.7	212	91.4
其他传染病	12	19.4	61.7	22.8
医源性感染	0	19.8	19.8*	23.3
传染病预防与控制领域	33.4	68.4	104.8	80.5

* 注：因 2000 年数值为 0，此处取差值替代。

在重庆市组织体系逐步完善的过程中，健康结果也呈现了改善的趋势，两者间表现出了显著的负相关，相关系数为 -0.951（$P<0.05$），方程解释程度为 87.9%，如表 3-2-44、表 3-2-45 所示。由此可知，组织体系的健全程度与健康结果密切相关。可通过部门间明确职责和有效协调等，同时促进资源配置的优化以及管理运行机制的完善和落实，最终通过到位的服务供给，多因素提升防制

效果，最终使传染病发病率降低。

表 3-2-44   重庆市传染病防制组织体系健全程度与健康结果相关性分析

内容	地区	相关系数	P
2004—2020 年 Spearman 相关分析	重庆	−0.951	0.000

表 3-2-45   重庆市传染病防制组织体系健全程度与健康结果单因素回归分析

项目	地区	偏回归系数		标准化偏回归系数	t	P	R^2	弹性系数
		B	标准误					
组织体系健全程度	重庆	−9.647	2.052	−0.805	−4.702	0.000	0.879	−1.412

综合各个字段、指标、定位后得到重庆传染病防制组织体系健全程度，符合卫生系统宏观模型"子模—概念／定位—指标"的逻辑性；以公开渠道（如政府网站、专业公共卫生机构网站、文献数据库等）获取评价资料，并进行系统的收集，不依赖于政府部门、专业机构的填报数据，评价具有可操作性和可信度；与适宜标准间的对比结果具有可比性；通过分析，组织体系健全程度与传染病发病率之间均存在负相关，表明结果能够在一定程度反映现实状况，评价具有科学性；因此，运用"适宜公共卫生体系评价标准"对传染病防制体系的组织体系健全程度进行量化评价的结果具备逻辑性、可比性、科学性和可操作性。

三、传染病预防与控制体系管理运行完善程度

管理运行机制是体系达成防制目标以及产出效益的决定性因素，因而其决定着传染病预防与控制体系的效能，完善的管理运行机制是体系目标实现的重要保证。本研究从管理与监控机制、计划与评价机制、筹资与补偿机制、协调与激励机制 4 个方面综合分析重庆市传染病预防与控制体系的管理运行情况。

（一）传染病预防与控制管理与监控机制健全情况分析

1. 从管理内容分析管理与监控机制的全面性

管理与监控机制规范并约束着体系的良性运行，全面性是其发挥规范约束作用的基础。机制能否全面覆盖体系各项管理内容，势必影响体系的运行。借鉴我国免疫规划体系的管理制度，并结合专家咨询论证，明确了全面的管理与

监控机制应至少包含战略目标、人物措施、服务内容与规范、机构设置、人员配置、工作经费、物资供应、信息监测、职责分工、监督控制、部门协调与激励措施等 25 个方面的内容。

（1）管理与监控机制分析。重庆市对其他传染病内容形式完备程度仅为 36.0%，距适宜标准尚存在 57.6% 的差距；医源性传染病内容形式完备程度为 16.0%，与适宜标准的比值为 18.8%；表明其他传染病和医源性传染病内容形式覆盖不全。缺失的内容主要集中在政策制定、服务内容、服务范围、服务流程、操作规范、机构设置标准、专业人员资格标准、经费投入标准、物资价格标准、物资供应管理规范、信息系统建设标准、信息监测标准等方面。管理与监控机制对各项管理内容的覆盖是管理与监控机制发挥作用的基础，其他传染病类型和医源性感染类型的防制管理机制内容形式的匮乏，在一定程度上可能会影响体系的运行。

（2）管理监控机制内容完备的初步量化。重庆市传染病类型别中，对于 25 个内容形式，已经平均覆盖了 19.8 项内容（任务措施、服务内容、服务范围、操作规范、技术标准、人员配置标准、职责分工、监督控制方式、奖惩措施、部门协调方式、评价指标及标准等 14 个内容形式对问题的覆盖程度均达到 80.0% 以上），重庆市传染病预防与控制的管理与监控机制内容形式完备程度为 77.9%，与适宜标准比值为 91.6%，如表 3-2-46 所示。在机构设置标准、专业人员资格标准、经费来源、经费保障措施、物资价格标准等方面还需要进一步补充和完善。

表 3-2-46　重庆传染病预防与控制领域管理机制内容形式完备程度（%）

类型	2000 年	2020 年	提升	与适宜标准比值
常见传染病	41.8	91.9	119.9	108.1
疫苗可预防传染病	40.6	85.5	110.6	100.6
新发传染病	22.7	82.0	261.2	96.5
其他传染病	0	36.0	36.0*	42.4
医源性感染	0	16.0	16.0*	18.8
传染病预防与控制领域合计	30.9	77.9	152.3	91.6

* 注：因 2000 年值为 0，故采用差值替代。

（3）管理内容的完备与健康结果间的关系。按照卫生系统宏观模型的逻辑，理论上管理与监控机制全面性的提升，能够加强政府对组织协调与资源的管理和监控，进而促进服务过程的改善，提升健康结果。重庆市传染病防制领域管理内容形式的完备程度与健康结果间呈显著负相关关系，相关系数分别为−0.949（$P<0.05$），解释程度为89.9%，如表3-2-47、表3-2-48所示。

表3-2-47　重庆市传染病防制领域管理监控机制全面程度与健康结果相关性分析

内容	地区	相关系数	P
2004—2020 年 Spearman 相关分析	重庆	−0.949	0.000

表3-2-48　重庆市传染病防制领域管理监控机制全面程度与健康结果单因素回归分析

项目	地区	偏回归系数		标准化偏回归系数	t	P	R^2	弹性系数
		B	标准误					
管理监控机制全面性	重庆	−3.026	0.607	−0.952	−4.988	0.000	0.899	−0.623

（4）对管理内容形式完备程度的优化重点。目前，从管理形式上来看，重庆市传染病预防与控制领域已基本完善，仅需要在其他传染病和医源性感染类型中将机构设置标准、专业人员资格标准、物资价格标准、物资供应管理规范、信息系统建设标准等方面内容列入相关政策，为今后进一步完善传染病预防与控制的管理运行机制奠定基础。

此外，内容形式方面的完善并不等于机制的完善，机制能否发挥作用还要看落实情况。因此，在改善机制管理内容覆盖不足的基础上，管理与监控机制还应明确各方传染病防制的工作职责，设立权威客观的机构实施监督控制，才能将管理与监控机制的管理内容落到实处，切实发挥管理与监控机制的规范与约束作用。

2. 从部门职责分析管理与监控机制的全面性

要切实发挥管理与监控机制的规范作用，传染病预防与控制体系在管理内容形式覆盖全面的基础上，还应明确各相关方的职责，才能保证各方工作的开展有据可依，为监督机制发挥约束作用奠定基础。本研究已分析讨论了部门职责明确对传染病预防与控制体系的影响，详见结构层中组织体系健全程度分析的"各方职责明确程度"部分。

3.传染病预防与控制管理与监控机制的可落实程度

从两方面分析管理与监控机制的可落实程度。首先，管理与监控机制的有效执行离不开权威保障，可从两方面对重庆传染病预防与控制管理与监控机制的权威性进行评价：一是评价由最高监管负责人的监管范围赋予的权威。在日常工作中，体系中由负责人分管的相关方受到其权威影响往往能够更有效地落实机制履行职责。分管负责人的分管范围越广，管理机制的权威程度越高，各方在日常工作中越能有效落实职责。二是由管理与监控机制发布方层级授予，给机制运行以制度化保障。理论上，只有职责清晰可考核且有考核主体的部门机构才能有效落实其职责。管理与监控机制的权威程度受到文件发布方层级的影响，若文件集的最高发布层级是国家（地区）的立法机关，表明管理与监控机制有法律保障，权威程度最高，且能够广泛影响体系各方；若最高发布层级是国家（地区）的政府，则权威程度次之；若仅由业务主管部门发布，则文件集所承载的管理机制的权威性相对较弱，难以影响业务条线外的其他部门（机构）。

其次，管理与监控机制的可落实情况。职责清晰可考核是各部门（机构）职责落实的基础，是管理与监控机制规范作用的体现；在此之上明确考核主体对从事传染病防制工作的相关方实施监督控制是职责落实的保障，是管理与监控机制发挥约束作用的主要手段。理论上，只有职责清晰可考核且有考核主体的部门机构才能有效落实其职责。

因此，需要通过分析管理与监控机制的权威程度，进而对重庆市传染病预防与控制管理与监控机制的可落实程度进行评价。

（1）文件层级的权威程度得到保障。2020年重庆市传染病政策文件集发布层级权威程度达到83.7%，与适宜标准的比值达到98.5%。重庆市传染病预防与控制领域已经基本形成法律文件、政府发布文件、多部门联合发布、主管部门发布、专业公共卫生机构发布的文件层级分布。

（2）常规工作可有效协调业务部门。针对重庆目前已关注的传染病问题，政府层面分管负责人能够协调业务部门的范围达到100%，表明重庆市传染病防制的常规工作中，能够有效协调业务部门。

（3）能够对业务部门做到有效监控。重庆传染病预防与控制领域在77.5%

的业务部门中设置了考核主体，主要集中于业务主管部门、专业公共卫生机构、医疗机构。对于 4 类业务机构，做到了有效监控。

（4）对关键支撑部门统筹协调力度低。传染病防制体系中政府层面负责人可协调的关键支撑部门范围仍为 0。可见重庆能够协调关键支撑部门的力度不足，在传染病防制的常规工作开展过程中可能会面临政策、经费、人力等方面的支持困境。

（5）常规工作对其他部门协调效果差。重庆市传染病预防与控制领域政府层面负责人能够协调其他部门的范围仅为 8.3%。表明重庆在传染病常规防制工作中，还缺乏对其他部门的有效协调。

（6）对支撑部门的监控考核尚需完善。传染病应覆盖的 4 个关键支撑部门，重庆平均仅覆盖了 0.3 个。表明关键支撑部门的监控考核亟须完善。

（7）对其他部门的监控考核仍然不足。传染病预防与控制领域共有 16 个支撑部门，其中包括 4 个关键支撑部门（政策保障、财力保障、人力保障、医疗保障）和 12 个其他支撑部门。目前重庆除了对业务部门设置了考核主体，其余支撑部门的监控考核仍然不足。表明在对支撑部门考核主体设置保障职责落实方面，还需要大力加强。

（8）对管理与监控机制可落实程度初步量化。从管理与监控机制的权威程度来看，2020 年重庆管理与监控机制的权威程度达到 48.4%，与适宜标准比值为 56.9%，如表 3-2-49 所示。主要是由于政府监管负责人职权范围的权威程度太低，仅为 13.1%。从管理与监控机制的可行程度来看，并不乐观。重庆市目前对传染病相关的关键支撑部门尚未设置考核主体，导致管理与监控机制的可落实程度仅为 17.7%，为适宜标准的 20.8%，如表 3-2-50 所示。

表 3-2-49　重庆市传染病预防与控制领域管理与监控机制权威程度（%）

指标	2000 年	2020 年	提升	与适宜标准比值
受政策文件集的发布层级赋予的权威程度	50.1	83.7	67.1	98.5
受政府监管负责人职权范围赋予权威程度	9.8	13.1	33.7	15.4
管理与监控机制权威程度	29.9	48.4	61.9	56.9

表 3-2-50　重庆市传染病预防与控制领域管理与监控机制可落实程度（%）

类型	2000 年	2020 年	提升	与适宜标准比值
常见传染病	23.2	23.1	−0.43	27.2
疫苗可预防传染病	22.3	20.1	−9.86	23.6
新发传染病	12.7	19.7	55.1	23.2
其他传染病	0	0	0*	0
医源性感染	0	0	0*	0
传染病预防与控制领域合计	**17.1**	**17.7**	**3.51**	**20.8**

＊注：因 2000 年值为 0，故采用差值替代。

（9）管理与监控机制可落实程度与健康结果间的关系。重庆市传染病防制管理与监控机制的可落实程度与健康结果间呈显著的负相关，相关系数为 −0.629（$P<0.05$），解释程度为 75.3%，弹性系数为 −2.706，如表 3-2-51、表 3-2-52 所示。部门职责明确且有监控主体定期实施考核，是管理与监控机制能否发挥规范与约束作用的关键，是体系各方能否有效落实职责的保障。重庆市传染病预防与控制领域都表现出对支撑部门的管理与监控机制不可行，尤其是针对支撑部门无明确的监控主体实施考核，传染病防制工作开展所需的支撑能否落实则存在疑问，进一步则可能影响健康结果。理论上，管理与监控机制可落实程度提升，传染病体系相关各方的职责落实情况应能够有效改进，服务的质量相应提升，健康结果也能够随之改善。

表 3-2-51　重庆市传染病防制管理与监控机制可落实程度与健康结果相关性分析

内容	地区	相关系数	P
2004—2020 年 Spearman 相关分析	重庆	−0.629	0.009

表 3-2-52　重庆市传染病防制管理与监控机制可落实程度与健康结果单因素回归分析

项目	地区	偏回归系数		标准化偏回归系数	t	P	R^2	弹性系数
		B	标准误					
管理与监控机制可落实程度	重庆	−46.911	8.134	−0.877	−6.828	0.000	0.753	−2.706

（10）对管理与监控机制落实程度的优化重点。在完善传染病防制管理与监控机制内容形式与明确相关方传染病预防与控制职责的基础上，重庆应考虑

针对传染病预防与控制关键支撑部门，明确监控主体，建立过程和结果的监督机制。在已建立的传染病防制组织体系中赋予某一方监控支撑部门工作落实情况的权力，可以考虑扩大卫生行政部门监控范围，或赋予其他组织监控职责等。此外，在完善监控与评价的基础上，政府可以考虑建立针对支撑部门传染病防制工作的问责机制。联合国已将问责机制作为"可持续发展目标"实施的重要议程，可见完善问责机制应能够进一步推动传染病防制工作质量的改善。

4. 对管理与监控机制健全程度进行初步量化

综合内容形式完备情况、职责分工明确情况、机制的权威性及职责的可落实情况的评价，可以初步量化 2020 年重庆市管理与监控机制的健全程度为 34.7%，较 2000 年提升了 61.4%，与适宜标准比值为 40.8%，如表 3-2-53 所示。从类型来看，常见传染病的健全程度相对较高，占适宜标准的 50.0%，如表 3-2-54 所示。表明重庆的传染病防制管理与监控机制正在逐步地完善，虽然目前与适宜标准仍有一定的差距，但只要强化职责分工的明确程度，可大幅提升整体健全程度。

表 3-2-53　重庆市传染病防制领域管理与监控机制健全程度（%）

指标	2000 年	2020 年	提升	与适宜标准比值
内容形式完备程度	30.9	77.9	152.1	91.6
职责明确程度	34.1	39.3	15.2	46.2
机制权威程度	29.9	48.4	61.9	56.9
机制可落实程度	17.1	17.7	3.5	20.8
管理与监控机制健全程度	21.5	34.7	61.4	40.8

表 3-2-54　重庆市传染病防制体系管理与监控机制的健全程度（%）

类型	2000 年	2020 年	提升	与适宜标准比值
常见传染病	5.7	42.5	645.6	50.0
疫苗可预防传染病	4.1	39.4	861.0	46.4
新发传染病	2.4	36.7	1 429.2	43.2
其他传染病	0	9.3	9.3*	10.9
医源性感染	0	4.4	4.4*	5.2
传染病预防与控制领域合计	3.71	34.7	835.3	40.8

*注：因 2000 年值为 0，故采用差值替代。

随着管理与监控机制健全程度的提升，重庆市传染病发病率健康结果逐步改善，两者间存在显著的负相关关系，相关系数分别为 –0.944（*P*<0.005），解释程度为 73.8%，弹性系数为 –1.194，如表 3-2-55、表 3-2-56 所示。表明管理与监控机制的完善和健全促进了传染病发病率的降低，促进了健康结果的改善。管理与监控机制可与组织体系和资源配置互相关联，可通过促进服务提供的质量和效果最终综合作用于健康结果的改善。

表 3-2-55　重庆市管理与监控机制健全程度与健康结果相关性分析

内容	地区	相关系数	*P*
2004—2020 年 Spearman 相关分析	重庆	–0.944	0.000

表 3-2-56　重庆市管理与监控机制健全程度与健康结果单因素回归分析

项目	地区	偏回归系数		标准化偏回归系数	*t*	*P*	R^2	弹性系数
		B	标准误					
管理与监控机制健全程度	重庆	–10.837	1.765	–0.871	–6.140	0.000	0.738	–1.194

（二）传染病预防与控制计划与评价机制健全情况分析

1. 传染病预防与控制中长期规划的设置情况

对传染病预防与控制设置中长期目标，有利于引导体系各方围绕统一目标有效落实各项任务，也是计划与评价机制以公众健康为导向的重要体现。本研究将中长期规划对传染病问题关注范围及体系相关各方对传染病预防与控制中长期规划的设置情况进行了分析。

（1）中长期规划设置分析。目前，重庆市对 39 个传染病问题制定了相应中长期目标（占应制定的 73.6%），是适宜标准的 86.0%，如表 3-2-57 所示。在 2000 年之前重庆尚未针对传染病问题发布中长期目标。2009 年重庆印发《建设"健康重庆"2009 年工作计划》《2009—2015 年重庆市重点寄生虫病防治规划》《2009 年结核病防治工作计划》《2009—2015 年重庆市疟疾防治规划》等，对艾滋病、结核病、包虫病等 37 个传染病问题发布了中长期目标。随后又发布《重庆市预防艾滋病、梅毒和乙肝母婴传播工作实施方案（试行）》《重庆市消除麻风病危害规划（2011—2020 年）》《"十三五"重庆市结核病防治规划》《"十三五"重庆市血吸虫病防治规划》等规划文件，持续关注了公众传染病防制方面的健康需要，不断更新的中长期防制目标对重庆市传染病防制体系建设起到了很好的推动作用。

表 3-2-57　重庆市传染病预防与控制领域战略规划关注公众需要的情况

类型	制定中长期目标的问题数		
	应制定 / 个	重庆制定数 / 个	比例 /%
常见传染病	42	38	90.5
疫苗可预防传染病	30	23	76.7
新发传染病	10	7	70.0
其他传染病	2	1	50.0
医源性感染	2	0	0
传染病预防与控制领域合计	53	39	73.6

（2）尚不能很好地调动卫生部门以外的部门投入传染病防制工作。重庆在传染病防制战略规划及后续配套文件中不仅涉及卫生部门及专业机构的职责，还注重规定其他相关部门在传染病防制工作的职责。重庆市传染病防制中长期目标对主要部门的覆盖程度为 49.1%。表明重庆市的传染病防制战略规划尚不能很好地推动多部门共同促进健康的氛围，需要进一步提升。

（3）对传染病防制中长期规划的设置情况初步量化。首先，在 53 个应关注的传染病问题中，重庆对 39 个问题发布了相应中长期目标，占比 73.6%。其次，重庆市传染病中长期规划及其配套文件尚未能较好地涉及相关方职责，基本覆盖程度仅为 28.8%。

（4）制定专病计划的传染病问题覆盖不全面。重庆市针对传染病问题设置的专病计划不足，目前仅针对艾滋病、结核、麻风病（汉森氏病）、疟疾、手足口病 5 个病种设置了专病计划，具体体现在《艾滋病防治条例》《国务院办公厅关于印发"十三五"全国结核病防治规划的通知》《重庆市消除麻风病危害规划（2011—2020 年）》《重庆市卫生局关于印发 2009—2015 年重庆市疟疾防治规划的通知》等，制定专病计划的病种仅占全部病种的 9.6%。表明重庆市对传染病问题的重视不全面，对于未设置计划的传染病所开展的具体防制工作或将出现滞后。

（5）中长期规划覆盖程度与健康结果间的关系。重庆市中长期规划覆盖程度与健康结果间均存在显著的负相关，相关系数为 –0.921，解释程度为 42.3%，如表3-2-58、表3-2-59所示。中长期规划的发布能够有效推动传染病防制工作的开展，代表政府对传染病防制在战略上的重视。政府回应并着手解决具体的传染病问题一般从发布相应中长期目标开始，重庆市针对传染病问题广泛发布中长期目标，能够全面推动重庆传染病防制体系发展。但战略规划的启动，需要有针对性地出台相应配套文件，以明确工作职责，细化工作流程和规范，有了推动传染病防制工作开展所需的政策与资源的保障，以及教育、福利等其他配套支撑的基础，相关工作才能有效开展。表明重庆市应在传染病防制规划及配套文件中完善相关方的职责，构建推动传染病防制工作开展所需的政策与资源的保障，以及完善教育、福利等其他配套的支撑基础。

表3-2-58　重庆市中长期规划覆盖程度与健康结果相关性分析

内容	地区	相关系数	P
2004—2020年Spearman相关分析	重庆	−0.921	0.000

表3-2-59　重庆市中长期规划覆盖程度与健康结果单因素回归分析

项目	地区	偏回归系数		标准化偏回归系数	t	P	R^2	弹性系数
		B	标准误					
管理与监控机制健全程度	重庆	−0.954	0.399	−0.569	−2.395	0.034	0.423	−0.207

（6）对中长期规划设置情况的优化重点。在推进国家卫生健康规划纲要的基础上，重庆市政府应尽快完善针对各个传染病问题的政策配套，制定并出台具体的防制方案，在保持对已制定中长期规划的病种关注的基础上，进一步加大对未设置中长期目标的病种的重视，尤其要尽快填补医源性感染类型的关注空白。结合疾病流行特点及公众的健康需要，将公众最迫切的健康需要转化为工作开展的主要方向，以补足重庆传染病防制的短板。但规划与配套政策的发布仅是传染病防制工作的开始，政府的重视能否转化为健康结果的提升，中长期目标能否实现还有赖于相关各方职责的落实。目前，随着《"健康重庆2030"规划纲要》等规划的发布，重庆已形成"健康优先"的氛围。在此基础上，在文件中明确各方职责，建立以健康结果为导向的评价机制，是发挥规划推动作用、促进规划落实的重点方向。

2. 传染病预防与控制评价指标体系建设情况

传染病预防与控制体系目标的实现需要定期进行相应的评价并根据评价结果进行调整和完善。所采用的评价指标一定程度上决定了传染病预防与控制工作的方向，适宜的计划与评价机制应具有以健康为导向的评价指标。从传染病问题评价指标是否定量、是否敏感（直接反映健康结果）两方面，评价重庆市传染病预防与控制评价指标体系的建立状况。

（1）评价指标体系建设待完善之处。重庆对威胁公众健康的重点传染病的重视程度相对较低，一级预防定量评价指标覆盖程度为 37.7%，如表 3-2-60 所示，距离适宜标准有很大的差距。

表 3-2-60　2020 年重庆市传染病预防与控制领域有一级预防定量评价指标的问题占比

类型	有定量评价指标的问题数		
	应制定数 / 个	重庆制定数 / 个	比例 /%
常见传染病	42	19	45.2
疫苗可预防传染病	30	15	50.0
新发传染病	10	2	20.0
其他传染病	2	1	50.0
医源性感染	2	0	0
传染病预防与控制领域合计	53	20	37.7

三级预防敏感评价指标设置情况也不容乐观。重庆市仅针对 4 个传染病问题设置了三级敏感指标，占比为 7.5%，如表 3-2-61 所示，敏感且定量的评价指标则更加匮乏，目前的指标不能反映传染病工作的切实情况，也不能直接反映体系的运行效果。

表 3-2-61　2020 年重庆市传染病预防与控制领域有三级预防敏感评价指标的问题占比

类型	有定量评价指标的问题数		
	应制定数 / 个	重庆制定数 / 个	比例 /%
常见传染病	42	3	7.1
疫苗可预防传染病	30	2	6.7
新发传染病	10	1	10.0
其他传染病	2	0	0
医源性感染	2	0	0
传染病预防与控制领域合计	53	4	7.5

（2）对评价指标体系建设情况的初步量化。重庆市传染病防制领域评价指标体系中对问题设置敏感指标的程度仅 27.4%，与适宜标准的比值为 32.2%。从传染病类型上来看，新发传染病和医源性传染病敏感指标覆盖程度较低，分别为 17.2% 和 0，如表 3-2-62 所示。

表 3-2-62　重庆市传染病防制领域评价指标体系覆盖敏感指标的程度（%）

类型	2000	2020	提升	与适宜标准比值
常见传染病	1.9	29.9	1 473.7	35.2
疫苗可预防传染病	0	29.3	29.3*	34.5
新发传染病	0	17.2	17.2*	20.2
其他传染病	0	40.5	40.5*	47.6
医源性感染	0	0	0*	0
传染病预防与控制领域合计	0.8	27.4	3 325.0	32.2

* 注：因 2000 年值为 0，故采用差值替代。

（3）评价指标体系建设与健康结果间的关系。重庆市传染病防制领域评价指标体系建设情况的完善带来了健康结果的改善，两者具有显著的相关性，相关系数为 –0.947（$P<0.05$），解释程度为 68.8%，弹性系数为 –0.184，如表 3-2-63、表 3-2-64 所示。表明评价指标对传染病预防与控制工作具有导向作用，设置能反映健康状况的评价指标，能够引导被评价者积极开展相关工作，从而带来健康结果的改善。

表 3-2-63　重庆市传染病防制评价指标体系建设情况与健康结果相关性分析

内容	地区	相关系数	P
2004—2020 年 Spearman 相关分析	重庆	–0.947	0.000

表 3-2-64　重庆市传染病防制评价指标体系建设情况与健康结果单因素回归分析

项目	地区	偏回归系数		标准化偏回归系数	t	P	R^2	弹性系数
		B	标准误					
评价指标体系建设情况	重庆	–7.524	1.393	–0.842	–5.552	0.000	0.688	–0.184

（4）对评价指标体系建设情况的优化重点。重庆市传染病防制评价指标体系基本能够做到重点传染病防制以健康为导向，但仍有待完善之处，主要是在

三级预防方面没有设置能直接反映健康状况的敏感评价指标，将这些敏感指标纳入评价指标体系是完善计划与评价机制的重点方向。因此，应加快将一、二、三级预防敏感指标纳入评价体系。评价指标体系能否发挥导向作用，还依赖体系管理者是否采用这些指标评价体系相关各方的工作状况。在完善评价指标体系的基础上，管理者还应注意将指标纳入相关部门的绩效评价中去，以切实发挥评价指标对传染病防制体系运行的导向作用。

3. 中长期目标和评价标准可落实情况

设置中长期目标和评价标准是计划与评价机制发挥导向作用的基础，而要切实发挥机制的作用仍需要保证机制的可落实。战略规划及其配套文件围绕目标明确各方职责，并将相关各方纳入评价范围是中长期目标及其评价标准得到落实的保证。因此本研究从传染病预防与控制体系主要部门的职责明确情况和评价覆盖情况分析中长期目标及其评价标准的可落实性。

（1）评价指标可落实情况。目标要有效落实，各部门必须权责一致，职责定位清晰且可考核。能否切实落实，主要部门职责是否清晰可考核是关键。从业务部门可落实情况看，重庆市在4类主要业务部门中，平均有2.4类部门职责可被考核，占比60.0%。表明重庆传染病预防与控制工作的业务部门职责分工已经基本得到明确，并且已经对部门设置了相关评价指标。

重庆市在传染病防制4类业务部门中，平均2.9个部门有评价指标，占比73.6%，如表3-2-65所示。在4类关键支撑部门中，尚未对任何关键支撑部门设置评价指标，如表3-2-66所示。业务部门和关键支撑部门评价指标的缺失是重庆评价标准难以落实的最主要影响因素。

表3-2-65　2020年重庆市传染病预防与控制领域业务部门纳入评价体系情况

类型	纳入评价体系的部门数			
	应有部门数	重庆纳入数	比例 /%	与适宜标准比值 /%
常见传染病	4	3.4	85.7	100.8
疫苗可预防传染病	4	3.1	76.7	90.2
新发传染病	4	3.0	75.0	88.2
其他传染病	4	1.0	25.0	29.4
医源性感染	4	1.5	37.5	44.1
传染病预防与控制领域合计	4	2.9	73.6	86.6

表 3-2-66　2020 年重庆市传染病预防与控制领域关键支撑部门纳入评价体系情况

类型	纳入评价体系的部门数		
	应有部门数	重庆纳入数	比例 /%
常见传染病	4	0	0
疫苗可预防传染病	4	0	0
新发传染病	4	0	0
其他传染病	4	0	0
医源性感染	4	0	0
传染病预防与控制领域合计	4	0	0

（2）中长期目标及评价标准可落实性。从传染病预防与控制领域综合来看，2020 年重庆市传染病防制中长期目标及其评价标准的可落实程度为 34.1%，相对于 2000 年，提升了 162.3%，但与适宜标准还有一定差距，与适宜标准的比值为 40.1%，如表 3-2-67 所示。从类型别来看，重庆常见传染病和疫苗可预防传染病，以及新发传染病评价标准可落实程度较高，分别是 42.5%、38.9%、35.6%，其他传染病和医源性传染病评价标准可落实程度仅为 5.6% 和 8.3%。表明职责不明确是中长期目标以及评价标准难以落实的主要影响因素。

表 3-2-67　重庆传染病防控领域战略规划与评价标准可落实程度（%）

类型	2000 年	2020 年	提升	与适宜标准比值
常见传染病	17.6	42.5	141.5	50.0
疫苗可预防传染病	16.9	38.9	130.2	45.8
新发传染病	9.9	35.6	259.6	41.9
其他传染病	0	5.6	5.6*	6.6
医源性感染	0	8.3	8.3*	9.8
传染病预防与控制领域合计	13.0	34.1	162.3	40.1

＊注：因 2000 年值为 0，故采用差值替代。

（3）中长期目标及评价标准与健康结果间的关系。重庆市传染病防制中长期目标及评价标准与健康结果间存在显著负相关关系，相关系数为 −0.947（$P<0.05$），解释程度为 49.7%，弹性系数为 −0.302，如表 3-2-68、表 3-2-69 所示。若中长期目标与评价标准能够有效落实并切实发挥导向作用，体系相关各方应能够紧密围绕目标和评价标准开展传染病工作，不符合目标和评价标准的工作行为能够得到有效避免，相应地传染病体系运行结果更好，健康结果也能够得

到改善。从体系运行方面看，随着目标及评价标准可落实程度的提升，资源配置适宜程度、功能服务健全程度等都将有明显提升。

表 3-2-68 重庆市传染病防制领域评价标准可落实程度与健康结果相关性分析

内容	地区	相关系数	P
2004—2020 年 Spearman 相关分析	重庆	−0.947	0.000

表 3-2-69 重庆市传染病防制领域评价标准可落实程度与健康结果单因素回归分析

项目	地区	偏回归系数		标准化偏回归系数	t	P	R^2	弹性系数
		B	标准误					
评价标准可落实程度	重庆	−4.661	2.371	−0.493	−3.721	0.002	0.497	−0.302

（4）中长期目标与评价标准落实的优化策略。在明确各部门职责分工的基础上，设置可考核的量化标准，是部门职责落实的保障。重庆市需要进一步落实对部门工作的有效评价。首先，应该运用合理、可行的评价指标，着重加强对关键支撑部门的评价工作，对其工作实施情况进行考量；其次，对于主要业务部门的评价工作也应在原来的基础上继续有针对性地开展。要注意将评价标准与各部门工作实际相结合，建立相应的激励机制。

4.计划与评价机制健全程度的初步量化

从传染病预防与控制领域来看，2020 年重庆市计划与评价机制健全程度为 40.8%，较 2000 年提升了 1 002.7%，达到适宜标准的 48.0%；从不同类型来看，常见传染病、疫苗可预防传染病、新发传染病的健全程度相对较高，分别是 49.7%、43.5%、37.9%，其次是其他传染病，健全程度为 26.2%，医源性传染病计划与评价机制健全程度仅为 2.0%，如表 3-2-70 所示。表明传染病防制体系的计划与评价机制还需进一步完善。

表 3-2-70 重庆市传染病预防与控制领域计划与评价机制的健全程度（%）

类型	2000 年	2020 年	提升	与适宜标准比值
常见传染病	5.7	49.7	771.9	58.5
疫苗可预防传染病	4.1	43.5	960.9	51.2
新发传染病	2.4	37.9	1 450.0	44.6

续表

类型	2000 年	2020 年	提升	与适宜标准比值
其他传染病	0	26.2	26.2*	30.8
医源性感染	0	2.0	2.0*	2.35
传染病预防与控制领域合计	3.7	40.8	1 002.7	48.0

*注：因 2000 年值为 0，故采用差值替代。

计划与评价机制是否健全，将影响到组织体系的完善程度以及资源配置的适宜程度，并且通过其相互作用对传染病预防与控制服务的开展产生影响，最终影响健康结果。重庆市传染病防制领域计划与评价机制与健康结果间存在显著负相关关系，相关系数为 -0.561（$P<0.05$），解释程度为 45.3%，弹性系数为 -0.275，如表 3-2-71、表 3-2-72 所示。

表 3-2-71　重庆市传染病防制领域计划与评价机制健全程度与健康结果相关性分析

内容	地区	相关系数	P
2004—2020 年 Spearman 相关分析	重庆	-0.561	0.037

表 3-2-72　重庆市传染病防制领域计划与评价机制健全程度与健康结果单因素回归分析

项目	地区	偏回归系数		标准化偏回归系数	t	P	R^2	弹性系数
		B	标准误					
计划与评价机制健全程度	重庆	-2.952	0.860	-0.704	-3.433	0.005	0.453	-0.275

（三）传染病预防与控制筹资与补偿机制健全情况分析

1. 政府主导筹资的明确情况

传染病预防与控制服务属于公共产品，理应由政府提供，因此政府应发挥筹资的主导作用。2020 年重庆市政府在传染病预防与控制领域主导筹资的明确程度为 53.1%，达到适宜程度的 62.5%，如表 3-2-73 所示。表明政府重视其在传染病预防与控制服务中的筹资主导地位，与此同时，政府在传染病预防与控制工作中的领导地位也能得以保证。

表 3-2-73　2020 年重庆市传染病预防与控制领域政府主导筹资的明确情况（%）

城市	对政府主导筹资的规定			筹资明确程度	与适宜标准比值	提升幅度
	提及情况	清晰情况	可考核情况			
重庆	提及	清晰	不可考核	53.1	62.5	53.1

（1）经费投入的总量明确情况。重庆市建立了相应预算机制以明确传染病防制的经费投入，但对传染病防制经费总量的制度保障没有做到可考核。虽然明确重庆市疾病预防控制机构的收入为 10 435.89 万元，其中基本支出 4 928.89 万元，项目支出 5 507 万元，也提出了负责重大疫情防控体制机制，提高疾病预防控制中心能力建设，但并未定量明确传染病防制的支出总额。因此，总量的明确程度仅为 54.3%，如表 3-2-74 所示。

表 3-2-74　2020 年重庆市传染病预防与控制领域经费投入总量的明确情况（%）

城市	对经费投入总量的规定			总量明确程度	与适宜标准比值	提升幅度
	提及情况	清晰情况	可考核情况			
重庆	提及	清晰	不可考核	54.3	63.9	54.3

（2）政府主导与稳定增长无量化标准。重庆市在传染病预防与控制领域尚缺乏对投入经费稳定增长的规定，在相关经费筹资的政策文件中，虽提及投入经费的增长幅度，但未提及具体要求细则以及对增长幅度的可量化考核，如表3-2-75 所示。2019 年发布的《重庆市人民政府办公厅关于贯彻落实完善国家基本药物制度意见的通知》便提出"对国家免疫规划疫苗和用于抗艾滋病、结核病、寄生虫病等重大公共卫生防治的基本药物，财政部门要加大投入力度，降低群众用药负担。"但政府加大投入无明确标准，不具备可操作性，相关部门难以根据此规定开展相关工作。表明未以制度明确增长幅度的量化标准，是重庆市传染病防制筹资与补偿机制的重要不足。

表 3-2-75　2020 年重庆市传染病预防与控制经费投入稳定增长的明确情况（%）

城市	对投入稳定增长的规定			稳定增长明确程度	与适宜标准比值	提升幅度
	提及情况	清晰情况	可考核情况			
重庆	提及	清晰	不可考核	1.9	2.2	1.9

（3）筹资与补偿机制的可落实程度。重庆市传染病预防与控制筹资与补偿机制的可落实程度为 55.4%，如表 3-2-76 所示，表明政府正在规范并落实财

力保障部门的投入职责，经费投入有据可依。其中财力保障部门可考核程度为30.2%，机制可考核程度的不足对筹资与补偿机制的落实造成不利影响，是下一步完善筹资与补偿机制的重点方向之一。意味着政府对财力保障部门投入职责落实缺乏过程的规范，相应的监控考核也难以实施，经费投入可能存在拨款不及时等问题。

表 3-2-76　2020 年重庆市传染病预防与控制领域财政部门职责明确情况（%）

城市	对财政部门职责的规定			可落实程度	与适宜标准比值	提升幅度
	提及情况	清晰情况	可考核情况			
重庆	提及	清晰	不可考核	55.4	65.2	55.4

2. 筹资与补偿机制健全程度的初步量化

重庆市针对传染病预防与控制工作已初步建立了以政府为主导且投入明确的筹资与补偿机制。筹资与补偿机制的健全程度为 44.1%，与适宜标准比值为51.9%。具体来看，政府主导的明确程度为 53.1%，如表 3-2-77 所示，说明重庆市传染病预防与控制坚持以政府投入为主导的原则，但并未提及经费增长幅度和政府投入在筹资的具体占比或标准，不能量化评价。此外，重庆市经费投入总量的明确程度为 54.3%，经费增长的明确程度仅为 0.9%，筹资与补偿机制的可落实程度为 55.4%，说明财力保障部门的职责清晰但难以量化考核。

表 3-2-77　重庆传染病预防与控制领域筹资与补偿机制的健全程度（%）

指标	2000 年	2020 年	提升	与适宜标准比值
经费投入总量的明确程度	0	54.3	54.3*	63.9
经费增长幅度的明确程度	0	0.9	0.9*	1.1
政府主导筹资的明确程度	0	53.1	53.1*	62.5
筹资与补偿机制的可落实程度	0	55.4	55.4*	65.2
筹资与补偿机制的健全程度	0	44.1	44.1*	51.9

* 注：因 2000 年值为 0，故采用差值替代。

3. 筹资与补偿机制健全程度与健康结果间的关系

分析表明，重庆市传染病防制领域筹资与补偿机制健全程度与传染病发病率之间呈显著负相关关系，相关系数分别为 –0.578（$P<0.05$），解释程度较低，如表 3-2-78、表 3-2-79 所示，表明目前重庆市筹资与补偿机制推动传染病防制

的作用显著，未来仍需进一步健全筹资与补偿机制。

表 3-2-78　重庆市传染病预防与控制领域筹资与补偿机制与健康结果相关性分析

内容	地区	相关系数	P
2004—2020 年 Spearman 相关分析	重庆	−0.578	0.031

表 3-2-79　重庆市传染病预防与控制领域筹资与补偿机制与健康结果单因素回归分析

项目	地区	偏回归系数		标准化偏回归系数	t	P	R^2	弹性系数
		B	标准误					
筹资与补偿机制健全程度	重庆	−1.336	0.579	−0.554	−2.306	0.040	0.249	−0.194

（四）传染病预防与控制协调与激励机制健全情况分析

1. 协调与激励机制存在的问题

（1）协调机制覆盖范围较低。2020 年重庆市传染病预防与控制协调机制的覆盖范围为 6.1%，常见传染病预防与控制领域协调机制覆盖部门数仅为 0.7 个，如表 3-2-80 所示，表明重庆市尚未针对传染病预防与控制建立专业的协调机制或小组，也没有牵头人对相关政策措施的制定进行统筹领导。

表 3-2-80　2020 年重庆市传染病预防与控制领域协调机制的覆盖范围（%）

类型	协调机制覆盖部门数			提升幅度
	标准	重庆平均	占比	
常见传染病	21	0.7	3.5	400.0
疫苗可预防传染病	21	0.7	3.3	371.4
新发传染病	21	4.6	21.9	376.1
其他传染病	21	0	0	0
医源性感染	21	0	0	0
传染病预防与控制领域合计	**21**	**1.3**	**6.1**	**369.2**

（2）激励机制基本覆盖业务部门。业务部门（业务主管部门、专业公共卫生机构、医疗机构及基层卫生服务机构）是传染病预防与控制服务的提供者，承担了大部分传染病预防与控制的职责。业务部门的工作状态直接影响了传染病预防与控制工作的质量，健全的激励机制应重点覆盖业务部门及其人员。此外，健全的激励机制还应规定清晰的激励条件（包括激励的主题、手段、对象、

目的和过程），并量化激励的过程与手段，以促进激励的有效落实。经量化，重庆市传染病防制激励机制在业务部门的覆盖范围逐步增长，2020 年重庆市传染病预防与控制激励机制的覆盖程度为 31.2%，较 2000 年增长了 56.8%，达到适宜标准的 36.7%。其中重庆市激励机制对基层卫生机构的覆盖程度为 26.9%，在 4 个业务部门中最低，如表 3-2-81 所示。

表 3-2-81　重庆市传染病防制体系激励机制的覆盖范围（%）

指标	2000 年	2020 年	提升	与适宜标准比值
激励机制覆盖业务主管部门程度	40.35	71.5	77.2	84.1
激励机制覆盖专业公卫机构程度	59.45	74.2	24.8	87.3
激励机制覆盖医疗机构程度	59.45	76.9	29.4	90.5
激励机制覆盖基层卫生机构程度	0	26.9	26.9*	31.6
激励机制的覆盖范围	19.9	31.2	56.8	36.7

＊注：因 2000 年值为 0，故采用差值替代。

（3）协调与激励机制可行程度仍较低。各部门（机构）的职责清晰可考核是协调与激励机制有效落实的基础。重庆市传染病防控协调与激励机制的可行程度为 19.2%，较 2000 年提升了 67.0%，但也仅达到适宜标准的 22.6%，如表 3-2-82 所示。相关部门对其他传染病和医源性传染病的职责尚不清晰且难以考核，是导致协调与激励机制可行程度不高的主要原因。

表 3-2-82　重庆市传染病防制体系协调与激励机制的可行程度（%）

类型	2000 年	2020 年	提升	与适宜标准比值
常见传染病	15.3	23.5	53.6	27.6
疫苗可预防传染病	14.9	23.5	57.7	27.6
新发传染病	9.0	21.9	143.3	25.8
其他传染病	0	0	0*	0
医源性感染	0	0	0*	0
传染病预防与控制领域	11.5	19.2	67.0	22.6

＊注：因 2000 年值为 0，故采用差值替代。

2. 协调与激励机制健全程度的初步量化

2020 年重庆市传染病防制领域协调与激励机制的健全程度为 16.1%，较 2000 年提升了 83.0%，达到适宜标准的 18.9%，如表 3-2-83 所示。协调与激励机制与适宜标准仍存在较大差距，具体来看，重庆市传染病防制领域尚未建立起全面覆盖的统筹协调机制，协调机制覆盖的部门占比仅为 6.1%，激励机制覆盖业务主管部门、专业公共卫生机构、医疗机构和基层卫生机构的程度分别为71.5%、74.2%、76.9%、26.9%。协调激励机制的可行情况较低，仅达 19.2%。表明协调机制缺乏、激励机制覆盖不全、协调与激励机制难以有效落实是制约重庆市协调与激励机制健全程度的主要原因。

表 3-2-83　重庆市传染病防控领域协调与激励机制的健全程度（%）

类型	2000 年	2020 年	提升	与适宜标准比值
常见传染病	11.7	18.1	54.7	21.3
疫苗可预防传染病	11.4	17.8	56.1	20.9
新发传染病	6.9	23.3	237.7	27.4
其他传染病	0	0.8	0.8*	0.9
医源性感染	0	2.4	2.4*	2.8
传染病预防与控制领域	8.8	16.1	83.0	18.9

* 注：因 2000 年值为 0，故采用差值替代。

3. 协调与激励机制健全程度和健康结果间的关系

理论上，协调与激励机制健全能够推动组织协作、加强资源配置并促进服务质量提升，进而改善健康结果。分析表明，重庆市传染病防制领域协调与激励机制健全程度与传染病发病率之间呈显著负相关关系，相关系数为 −0.915（$P<0.05$），解释程度为 43.7%，弹性系数为 −1.166，如表 3-2-84、表 3-2-85 所示。说明健全的协调与激励机制能够对体系运行结果产生作用。可认为逐渐健全的协调与激励机制与管理运行中其他机制以及相关要素一起对传染病防制服务过程提供了有力支撑，最终促进健康结果的改善。

表 3-2-84　重庆市传染病预防与控制领域协调与激励机制与健康结果相关性分析

内容	地区	相关系数	P
2004—2020 年 Spearman 相关分析	重庆	−0.915	0.000

表 3-2-85 重庆市传染病预防与控制领域协调与激励机制与健康结果单因素回归分析

| 项目 | 地区 | 偏回归系数 | | 标准化偏回归系数 | t | P | R^2 | 弹性系数 |
		B	标准误					
筹资与补偿机制健全程度	重庆	−14.865	4.466	−0.877	−3.328	0.000	0.437	−1.166

4. 协调与激励机制健全与落实的优化重点

如何有效落实协调与激励机制是下一步完善工作的重点。首先，应在制度上进一步明确各个部门的职责、分工与具体任务，细化工作流程、任务数量和质量要求，尤其是确保关键支撑部门、其他支撑部门的职责清晰、可考核，切实解决"支撑部门职责不清晰、不可考"的问题，成为国内传染病防制领域率先精细化管理、责任化落实的标杆。其次，在职责清晰、激励明确的基础上，建议参照应对重大问题时的"联席会议制度"，由政府牵头或授权委托，建立常规工作的统一协调领导小组或协调机制，统筹协调各部门，尤其确保将关键支撑部门纳入协调范围，改变当前对卫生系统以外部门协调乏力的局面。

（五）管理运行机制的完善程度的初步量化

通过对管理与监控机制、计划与评价机制、筹资与补偿机制、协调与激励机制 4 个方面健全程度的综合量化，得到 2020 年重庆市传染病防制领域管理运行机制的整体完善程度为 34.7%，较 2000 年的 8.39% 提升了 313.6%，达到适宜标准的 40.8%，如表 3-2-86。从类型来看，常见传染病、疫苗可预防传染病和新发传染病的管理运行机制完善程度相对较高，分别达到适宜标准的 48.8%、44.8% 和 42.9%，如表 3-2-87 所示。表明重庆市传染病预防与控制领域管理运行机制提升幅度较大，但距离适宜标准尚存在一定差距，内部类型结构间差异较大，需持续加强。

表 3-2-86 重庆市传染病防制领域管理运行机制的完善程度（%）

指标	2000 年	2020 年	提升	与适宜标准比值
管理监控机制健全程度	21.45	34.7	61.8	40.8
计划评价机制健全程度	3.71	40.8	999.7	48

续表

指标	2000 年	2020 年	提升	与适宜标准比值
筹资补偿机制 健全程度	0	44.1	44.1*	51.9
协调激励机制 健全程度	8.75	16.1	84.0	18.9
管理运行机制 完善程度	8.39	34.7	313.6	40.8

* 注：因 2000 年值为 0，故采用差值替代。

表 3-2-87　重庆市传染病预防与控制领域管理运行机制的完善程度（%）

类型	2000 年	2020 年	提升	与适宜标准比值
常见传染病	11.4	41.5	264	48.8
疫苗可预防传染病	10.7	38.1	256.1	44.8
新发传染病	6.4	36.5	470.3	42.9
其他传染病	0	16.4	16.4*	19.3
医源性感染	0	2.2	2.2*	2.6
传染病预防与控制 领域合计	8.4	34.7	313.1	0.8

* 注：因 2000 年值为 0，故采用差值替代。

统计分析表明，重庆市传染病防制领域管理运行机制完善程度与传染病发病率之间呈显著负相关关系，相关系数为 -0.691（$P<0.05$），方程解释程度为 47.2%，弹性系数为 -0.393，如表 3-2-88、表 3-2-89 所示。表明管理运行机制的完善一定程度上促进了健康结果的改善。按照卫生系统宏观模型的逻辑，管理运行机制反映的是体系各要素的运行机制，与组织、资源相互影响，并共同作用于服务过程，进而对健康结果产生影响，因此管理运行机制完善程度的提升，通过多要素综合作用带来健康结果的改善。

表 3-2-88　重庆市传染病防制领域管理运行机制完善程度与健康结果相关性分析

内容	地区	相关系数	P
2004—2020 年 Spearman 相关分析	重庆	-0.691	0.000

表 3-2-89 重庆市传染病防制领域管理运行机制完善程度与健康结果单因素回归分析

| 项目 | 地区 | 偏回归系数 | | 标准化偏回归系数 | t | P | R^2 | 弹性系数 |
		B	标准误					
管理运行机制完善程度	重庆	−3.972	1.119	−0.716	−3.551	0.004	0.472	−0.393

第三节 传染病预防与控制体系运行过程层

一、传染病预防与控制体系服务提供的适宜程度

（一）传染病预防与控制领域服务健全程度分析

一个国家（地区）的传染病防制体系，应提供覆盖所有公众的预防保障与必要的医疗服务，以保障人人享有健康的基本需求，并通过对服务内容作出与时俱进的明确规定，保障不断提高公众的健康水平。本节通过对功能服务的覆盖程度、定量可考核程度以及服务提供公平程度几个方面的评价，围绕重庆市传染病防制体系，加权定量得出传染病防制领域服务健全程度。

1. 传染病预防与控制领域问题服务覆盖范围

传染病预防与控制领域应提供服务的问题数为 53 个，2020 年重庆市针对49 个传染病都设置了相应的防制服务，覆盖范围为 92.5%，如表 3-3-1 所示。表明重庆关注的传染病问题范围较广且政府已意识到配套服务设置的重要性。从类型别来看，重庆市疫苗可预防传染病和新发传染病的应提供服务覆盖范围最高（均为 100.0%），其次为常见传染病（97.6%），最低的是其他传染病和医源性感染（均为 50.0%）。

表 3-3-1 2020 年重庆市传染病预防与控制领域应提供服务的问题数覆盖范围

类型	应提供服务的问题数	实际提供服务的问题数	服务覆盖范围 /%
常见传染病	42	41	97.6
疫苗可预防传染病	30	30	100.0
新发传染病	9	9	100.0
其他传染病	2	1	50.0
医源性感染	2	1	50.0
传染病预防与控制领域	53	49	92.5

2. 服务提供未能匹配公众需要

1978 年，重庆市实施有计划的预防接种策略，麻疹、脊髓灰质炎、百白破和卡介苗纳入免疫规划，2002 年将新生儿乙肝疫苗纳入国家免疫规划，2007 年又将流脑、乙脑、甲肝疫苗、麻腮风疫苗等纳入国家免疫规划，对儿童实施免费接种，同时将出血热、炭疽、钩体疫苗作为应急接种疫苗免费接种，免疫规划从儿童扩展到成人。重庆市传染病防制服务全面覆盖了各级预防，三级预防服务的可考核程度分别为 57.7%、75.0% 和 69.2%，如表 3-3-2 所示。分类型别来看，其他传染病的防制服务未覆盖任一级别预防，医源性感染只涉及到了一级预防。疫苗可预防传染病在一级和二级服务的可考核程度最高，常见传染病在三级服务的考核程度最高。

表 3-3-2　2020 年重庆市传染病预防与控制领域各级预防服务定量可考核程度（%）

三级预防	类型	重庆	与适宜标准比值
一级预防	常见传染病	66.7	78.4
	疫苗可预防传染病	72.4	85.2
	新发传染病	55.6	65.4
	其他传染病	0	0
	医源性感染	50.0	58.8
	传染病预防与控制领域	**57.7**	**67.9**
二级预防	常见传染病	92.9	109.2
	疫苗可预防传染病	96.6	113.6
	新发传染病	88.9	104.6
	其他传染病	0	0
	医源性感染	0	0
	传染病预防与控制领域	**75.0**	**88.2**
三级预防	常见传染病	85.7	100.8
	疫苗可预防传染病	72.4	85.2
	新发传染病	77.8	91.5
	其他传染病	0	0
	医源性感染	0	0
	传染病预防与控制领域	**69.2**	**81.4**

通过对各级预防服务提供的覆盖程度以及服务的可考核程度综合量化可以得到传染病预防与控制领域服务与公众需要的匹配程度。2020 年重庆市传染

病预防与控制领域服务与公众需要的匹配程度达到 47.6%，较 2000 年增长了
39.3%，与适宜标准的比值为 56.0%，如表 3-3-3 所示。从类型别来看，常见传
染病的匹配程度最高，医源性感染最低，所有类型的匹配程度均与适宜标准存
在差距。表明重庆市对传染病的预防服务设置仍需进一步完善。

表 3-3-3　重庆市传染病预防与控制领域服务与公众需要的匹配程度（%）

类型	2000 年	2020 年	提升	与适宜标准的比值
常见传染病	38.3	56.1	46.5	66.0
疫苗可预防传染病	35.8	51.1	42.7	60.1
新发传染病	27.6	50.2	81.9	59.1
其他传染病	0	22.1	22.1*	26.0
医源性感染	0	16.9	16.9*	19.9
传染病预防与控制领域	29.1	47.6	39.3	56.0

* 注：因 2000 年值为 0，故采用差值替代。

3. 传染病防制服务的公平性问题较为突出

从 2000—2020 年的文献分析结果来看，研究者认为重庆市的传染病防制服
务公平性问题集中在中等严重上，2020 年情况比之前较好，经量化得到重庆市
传染病防制服务利用的公平性适宜程度为 40.0%，达到适宜标准的 47.1%，如表
3-3-4 所示。从文献表述可知，在重庆市传染病防制服务利用的公平性方面，学
者们认为，2011—2015 年，重庆市卫生服务利用整体倾向于经济水平较高的地区，
需要变量(常住人口、人口密度、出生率等)对卫生服务利用不公平的贡献率较大。
重庆市卫生资源配置存在地区不公平且结构不合理现象，多数医疗卫生资源集
中在社会经济较发达的地区，而社会经济相对落后地区的居民卫生资源可及性
较低。重庆市传染病防制服务利用对流动人口等而言仍欠缺公平性，与本地常
住人口相比，外来流动人口疫苗接种率等明显较低。老年人流感、肺炎球菌、
带状疱疹等疫苗接种率普遍较低，部分二类疫苗的极高价格阻碍了低收入老年
人群的接种，造成了事实上的不平等。可以认为重庆市传染病防制服务可能仍
然存在不公平的问题，需要在今后的工作中逐步改善。

表 3-3-4　重庆市传染病防制服务的公平程度（%）

项目	2000 年	2020 年	提升	与适宜标准的比值
防制服务的公平程度	24.0	40.0	66.7	47.1

（二）对功能服务健全程度的初步量化

对服务提供与公众需要的匹配程度以及服务的公平性进行综合分析，2020年，重庆市传染病预防与控制领域功能服务的健全程度为43.9%，较2000年提升了74.9%，为适宜标准的51.6%，如表3-3-5所示。分类型别来看，常见传染病的健全程度最高，达到50.9%，但其他传染病和医源性感染功能服务健全程度仅达到21.4%和17.8%。表明重庆市传染病预防与控制领域功能服务的健全程度中，所有类型均与适宜标准存在较大的差距，功能服务尚未健全，未来仍需强化传染病预防与控制领域各方面的服务提供。

表3-3-5 重庆市传染病预防与控制领域功能服务的健全程度（%）

类型	2000年	2020年	提升	与适宜标准的比值
常见传染病	32.9	50.9	54.7	59.8
疫苗可预防传染病	30.7	47.7	55.4	56.1
新发传染病	24.1	45.9	90.5	54.0
其他传染病	0	21.4	21.4*	25.2
医源性感染	0	17.8	17.8*	20.9
传染病预防与控制领域	25.1	43.9	74.9	51.6

* 注：因2000年值为0，故采用差值替代。

（三）功能服务健全程度与健康结果间的关系

2004—2020年，重庆市传染病预防与控制领域功能服务的健全程度与传染病发病率呈负相关，相关系数 -0.950（$P<0.05$），如表3-3-6所示，进一步的回归分析结果显示，重庆市传染病预防与控制领域功能服务的健全程度对传染病发病率产生负影响，前者对后者的解释程度为65.4%，如表3-3-7所示，说明功能服务的健全程度越高，传染病发病率越低。表明随着传染病预防与控制服务覆盖的全面、考核评价机制的完善，以及公平性的提升，将直接作用于人群健康结果的改善；而服务与健康需要匹配程度的提高也依赖于组织架构的健全、管理运行机制的完善以及资源的有效配置等，从而使更多的传染病患者能够得到高质量的服务，最终促进健康结果的改善。

表 3-3-6　重庆市传染病防制领域功能服务的健全程度与健康结果的相关分析

内容	地区	相关系数	P
2004—2020 年 Spearman 相关分析	重庆	−0.950	0.000

表 3-3-7　重庆市传染病防制领域功能服务的健全程度与健康结果的单因素回归分析

项目	地区	偏回归系数		标准化偏回归系数	t	P	R^2	弹性系数
		B	标准误					
功能服务的健全程度	重庆	−6.580	2.199	−0.654	−2.992	0.011	0.654	−0.842

（四）对服务提供适宜程度的优化重点

重庆市政府在关注和广泛提供传染病防制服务的基础上，应进一步扩大对传染病防制的服务范围，并通过建立健全相关的考核评价机制，保证服务的质量和公平性，从而进一步提高传染病防制服务满足公众健康需要的程度。在广泛提供传染病服务的基础上，还应注重提高计划与评价等管理机制的可落实程度，从而增强对服务过程的监督控制，切实提高传染病防制的工作效果。

二、把握公众对传染病预防与控制需要的水平

健康需要是公众生命历程中永恒不变的最基本的需要，对于体系运行而言，公众健康需要引导着体系的目标、功能和服务，影响着体系的组织架构与资源配置等，并与环境、生物等自然因素和政治、经济、文化等社会环境相互影响、相互作用，因此全面把握公众健康需要对传染病防制工作的开展具有十分重要的意义。适宜的传染病防制体系应做到：①准确识别，能够系统收集并且正确地把握公众健康需要；②能够针对公众需要制定发展战略并作出科学决策；③可以根据公众健康需要适时地、动态地调整相应的功能、提供适宜的服务。总而言之，能否在公众普遍需要的前提下满足重点人群和解决重点健康问题的需要是评价全面把握公众健康需要的主要依据。

（一）识别公众需要的权威程度

发布健康信息机构的不同体现了识别公众需要权威程度的差异，当研究者自发研究并发布敏感指标信息时，权威程度相对较低；当承担具体传染病防制

职能的专业机构发布敏感指标信息时，识别公众需要的权威性强度有所增高；而政府对健康敏感信息的发布则是识别公众需要最具权威性的表现。因此，本研究从政府、专业机构、研究机构三类机构出发，通过其是否发布各级预防敏感指标信息来评价识别公众需要的权威程度。

1. 识别公众需要权威程度优势与待完善之处

（1）政府高度重视公众健康敏感指标信息的发布。随着《中华人民共和国传染病防治法》的实施，重庆市政府和专业机构逐步开始重视传染病信息的收集，从 2004 年起，国家建立了较为完善的传染病网络直报系统，重庆对传染病一级预防信息的发布步入正轨。尤其在对常见传染病、疫苗可预防传染病、新发传染病三个类型的公众需要识别方面，重庆市保持了较高的敏感信息发布水平，公众的知晓程度较高。政府通过每月的《重庆市法定传染病疫情概况》定期发布甲、乙、丙三类传染病的发病率信息，在传染病防制领域应关注的 53 个问题中，2020 年重庆市政府发布一级预防敏感指标信息的问题占比为 66.4%；发布二级预防敏感指标信息的问题占比为 4.2%；发布三级预防敏感指标信息的问题占比为 65.7%，如表 3-3-8 所示。从类型别来看，政府发布三级预防敏感指标信息的问题数占比均是新发传染病 > 常见传染病 > 疫苗可预防传染病，而其他传染病和医源性感染均为 0。

表 3-3-8　重庆市政府发布应关注传染病问题各级预防敏感指标信息的问题数占比（%）

三级预防	类型	应关注问题数	重庆		
			2000 年	2020 年	提升
一级预防敏感指标发布情况	常见传染病	42	0	83.2	83.2*
	疫苗可预防传染病	30	0	74.1	74.1*
	新发传染病	9	0	90.0	90.0*
	其他传染病	2	0	0	0*
	医源性感染	2	0	0	0*
	传染病预防与控制领域	53	0	66.4	66.4*
二级预防敏感指标发布情况	常见传染病	42	0	2.0	2.0*
	疫苗可预防传染病	30	0	6.2	6.2*
	新发传染病	9	0	10.0	10.0*
	其他传染病	2	0	0	0*
	医源性感染	2	0	0	0*
	传染病预防与控制领域	53	0	4.2	4.2*

续表

三级预防	类型	应关注问题数	重庆		
			2000 年	2020 年	提升
三级预防敏感指标发布情况	常见传染病	42	0	82.2	82.2*
	疫苗可预防传染病	30	0	74.1	74.1*
	新发传染病	9	0	82.5	82.5*
	其他传染病	2	0	0	0*
	医源性感染	2	0	0	0*
	传染病预防与控制领域	**53**	**0**	**65.7**	**65.7***

* 注：因 2000 年值为 0，故采用差值替代。

（2）专业机构发布敏感健康信息的情况。在传染病网络直报系统建立前，重庆市政府等各方对传染病死亡率等三级预防信息的发布呈散发状，自直报系统建立后，专业机构在每月的《重庆市法定传染病疫情概况》中对传染病相关发病率、死亡率情况进行了系统的呈现。在传染病防制领域应关注的 53 个问题中，2020 年重庆市专业机构发布一级预防敏感指标信息的问题占比为 64.5%；常见传染病发布一级预防敏感指标信息的问题数占比高达 80.5%，实现多数病种发布；疫苗可预防传染病和新发传染病发布信息的问题占比分别为 71.8% 和 81.2%。重庆市发布二级预防敏感指标信息的问题占比为 2.6%，其中疫苗可预防传染病发布信息的问题占比为 3.3%。发布三级预防敏感指标信息的问题占比为 64.5%，如表 3-3-9 所示。从类型别来看，专业机构发布三级预防敏感指标信息的问题数占比为新发传染病 > 常见传染病 > 疫苗可预防传染病，而其他传染病和医源性感染均为 0。

表 3-3-9　重庆市专业机构发布应关注传染病问题各级预防敏感指标信息的问题数占比（%）

三级预防	类型	应关注问题数	重庆		
			2000 年	2020 年	提升
一级预防敏感指标发布情况	常见传染病	42	0	80.5	80.5*
	疫苗可预防传染病	30	0	71.8	71.8*
	新发传染病	9	0	81.2	81.2*
	其他传染病	2	0	0	0*
	医源性感染	2	0	0	0*
	传染病预防与控制领域	**53**	**0**	**64.5**	**81.2***

续表

三级预防	类型	应关注问题数	重庆		
			2000 年	2020 年	提升
二级预防敏感指标发布情况	常见传染病	42	0	0	0*
	疫苗可预防传染病	30	0	3.3	3.3*
	新发传染病	9	0	10.0	10.0*
	其他传染病	2	0	0	0*
	医源性感染	2	0	0	0*
	传染病预防与控制领域	53	0	2.6	2.6*
三级预防敏感指标发布情况	常见传染病	42	0	80.5	80.5*
	疫苗可预防传染病	30	0	71.8	71.8*
	新发传染病	9	0	81.2	81.2*
	其他传染病	2	0	0	0*
	医源性感染	2	0	0	0*
	传染病预防与控制领域	53	0	64.5	64.5*

*注：因 2000 年值为 0，故采用差值替代。

（3）研究机构对公众需要识别的关注。重庆研究者均表现出对识别传染病预防与控制领域公众需要的高度热情，所发布的研究文献中多提及有关传染病问题的各级预防敏感指标信息。在传染病防制领域应关注的 53 个问题中，2020年重庆市研究机构发布一级预防敏感指标信息的问题占比为 78.3%；发布二级预防敏感指标信息的问题占比为 48.8%；发布三级预防敏感指标信息的问题占比为65.9%，如表 3-3-10 所示。从类型别来看，研究机构发布应关注常见传染病各级预防敏感指标信息的问题数占比分别为 85.8%、55.3% 和 81.4%，而医源性感染在二级预防、三级预防中均为 0。表明了重庆研究者对传染病预防与控制领域保持了较高的关注热度，对公众需要的识别程度较高。

表 3-3-10　重庆市研究机构发布应关注传染病问题各级预防敏感指标信息的问题数占比（%）

三级预防	类型	应关注问题数	重庆		
			2000 年	2020 年	提升
一级预防敏感指标发布情况	常见传染病	42	17.8	85.8	382.0
	疫苗可预防传染病	30	18.9	86.9	359.8
	新发传染病	9	0	81.7	81.7*
	其他传染病	2	0	47.0	47.0*
	医源性感染	2	0	42.5	42.5*
	传染病预防与控制领域	53	11.8	78.3	563.6

续表

三级预防	类型	应关注问题数	重庆		
			2000 年	2020 年	提升
二级预防敏感指标发布情况	常见传染病	42	9.2	55.3	501.1
	疫苗可预防传染病	30	10.0	49.5	395.0
	新发传染病	9	10.9	52.0	377.1
	其他传染病	2	0	40.8	40.8*
	医源性感染	2	0	0	0*
	传染病预防与控制领域	53	8.1	48.8	502.5
三级预防敏感指标发布情况	常见传染病	42	4.2	81.4	1 838.1
	疫苗可预防传染病	30	6.1	75.7	1 141.0
	新发传染病	9	0	81.5	81.5*
	其他传染病	2	0	0	0*
	医源性感染	2	0	0	0*
	传染病预防与控制领域	53	3.2	65.9	1959.4

＊注：因 2000 年值为 0，故采用差值替代。

2. 政府等各方识别公众需要的权威性

自《中华人民共和国传染病防治法》颁布以来，明确规定了应报告的传染病病种范围，重庆市政府及专业机构定期发布传染病发病率、死亡率等敏感指标信息，对一级预防和三级预防公众需要的识别较为权威。经过对政府、专业机构、研究机构发布三级预防敏感信息的情况综合量化后得到 2020 年重庆市识别应关注传染病问题公众健康需要的权威程度为 54.7%，较 2000 年有显著提升，与适宜标准的比值为 64.4%，如表 3-3-11 所示。从类型别来看，常见传染病、疫苗可预防传染病和新发传染病三个类型的识别权威程度相对较好，分别为 66.5%、61.7% 和 66.6%；但其他传染病和医源性感染的识别权威程度较差，仅为 5.67% 和 3.43%。

表 3-3-11 重庆市识别应关注传染病问题公众健康需要的权威程度（%）

类型	2000 年	2020 年	提升幅度	与适宜标准的比值
常见传染病	1.9	66.5	3 400.3	78.2
疫苗可预防传染病	2.1	61.7	2 800.4	72.6
新发传染病	0.5	66.6	13 220.0	78.4
其他传染病	0	5.67	5.67*	6.67
医源性感染	0	3.43	3.43*	4.04
传染病预防与控制领域	1.4	54.7	3 807.1	64.4

＊注：因 2000 年值为 0，故采用差值替代。

3. 各方发布公众健康信息情况与健康结果间的关系

2004—2020 年，重庆市识别公众传染病防治需要权威程度的提升所带来的健康结果改变已然显现，随着识别公众需要权威程度的提升（由 1.4% 提升至 54.7%），健康结果显示出了明显的下降趋势，如重庆结核病发病率由 78.79/10 万下降至 72.21/10 万。通过相关分析可知，重庆市识别公众需要的权威程度与健康结果之间存在较强的负相关关系，相关系数为 –0.957（$P<0.05$），解释程度为 61.3%，如表 3-3-12、表 3-3-13 所示。表明发布公众健康敏感指标信息与否是准确识别公众需要的前提和基础。一方面可直接促进识别公众需要的准确程度进而作用于公众传染病防治需要的全面把握；另一方面可带动目标设置的合理程度、人力财力物力等资源配置的适宜程度、服务提供的全面程度等的不断完善，通过多要素的合力，进而对公众健康结果的改善产生影响。因此，识别公众需要的权威程度越高，传染病发病率越低。

表 3-3-12　重庆市识别公众需要的权威程度与健康结果的相关分析

内容	地区	相关系数	P
2004—2020 年 Spearman 相关分析	重庆	–0.957	0.000

表 3-3-13　重庆市识别公众需要的权威程度与健康结果的单因素回归分析

项目	地区	偏回归系数		标准化偏回归系数	t	P	R^2	弹性系数
		B	标准误					
识别公众需要的权威程度	重庆	–2.016	0.463	–0.783	–4.359	0.001	0.613	–0.165

4. 政府等各方识别公众需要权威性的优化重点

一是各方还需持续加强对公众二级预防需要的识别。适宜的传染病防制体系中，政府、专业机构以及研究机构均应发布公众敏感的健康信息，包括三级预防的全部层次和范围。从上述分析可以知，重庆市政府等部门对公众一级预防和三级预防相关需要的识别情况明显优于对二级预防需要的识别。建议政府等各方进一步关注二级预防的传染病问题，积极发布筛查率、确诊率、检出率等相关信息，提高二级预防信息公众的知晓程度。

二是应进一步提升政府、专业机构、研究机构三方共同识别公众需要的程度。

当政府、专业机构、研究机构共同发布健康敏感信息时，才能做到全面地识别公众需要，识别的权威性最高。目前重庆市还不能完全做到三类机构共同识别三级预防公众的健康需要，共同识别的问题数占比不高。因此针对应关注的传染病问题，政府应发挥领导作用，优先扩大发布信息的范围和力度；专业机构也应明确自身的功能定位，将落实公众传染病预防作为首要职责，关注公众传染病防控健康敏感信息的收集与发布；高校、科研院所等机构的研究者也应认识到传染病暴发的危害，持续进行传染病防制的相关研究，包括对公众在传染病防制方面的需要、健康服务、健康结果等内容。只有政府、专业机构、研究机构三方真正齐头并进，共同加强对传染病防制的重视程度，才能致力于对公众健康需要的识别和把握，才能根据公众需要有效预防与控制相关传染性疾病。

（二）识别公众需要的及时程度

准确及时地识别并把握信息是政府、社区组织、企业甚至个人做出有效决策的关键因素，同时信息的及时获取和把握也在一定程度上决定着信息被利用的程度。因此，对公众的健康需要及时地识别并加以收集和把握，可保障居民传染病防制有的放矢，产生量化的社会效益和防制效果。识别公众传染病防制需要的及时性体现在两个方面，一是能否及时响应世界卫生组织（以下简称"世卫组织"）对传染病防制的号召，二是能否做到对公众健康敏感信息进行及时地更新发布。

1. 识别公众需要及时程度

（1）政府响应世卫组织关注传染病防制号召的及时性。政府发布公众健康敏感指标信息的最早年份，标志着从该年起决策层就已经开始了对传染病问题的关注与识别，发布的时间越早，决策者就越能及时地制定针对传染病防制的政策和规范，从而就能及时地把控传染病的本底状况并进行防制。与世卫组织号召关注的时间相比，重庆市政府一级和三级预防信息发布年份与世卫组织号召年份间隔时间相对较短，传染病预防与控制领域发布一级和三级预防敏感指标信息时间与世卫组织号召时间间隔在 5 年以内或早于世卫组织的问题数占比分别为 17.9% 和 16.0%，而重庆市政府发布二级预防敏感指标信息的问题数占比为 0。重庆市专业机构传染病预防与控制领域发布各级预防敏感指标信息与世卫组织号召时间间隔在 5 年以内的问题数均为 0，且自 2000 年以来没有任何增长。研究机构传染病预防与控制领域发布各级预防敏感指标信息时间与世卫组织号召时间间隔在 5 年以内或早于世卫组织的问题数占比分别为 24.8%、12.2% 和 17.8%，如表 3-3-14 所示。

表 3-3-14　重庆市发布敏感信息与世卫组织号召时间间隔在 5 年以内的问题占比（%）

发布方	类型	发布一级预防敏感指标信息	发布二级预防敏感指标信息	发布三级预防敏感指标信息
政府	常见传染病	21.4	0	19.0
	疫苗可预防传染病	13.8	0	10.3
	新发传染病	33.3	0	33.3
	其他传染病	0	0	0
	医源性感染	0	0	0
	传染病预防与控制领域	17.9	0	16.0
专业机构	常见传染病	0	0	0
	疫苗可预防传染病	0	0	0
	新发传染病	0	0	0
	其他传染病	0	0	0
	医源性感染	0	0	0
	传染病预防与控制领域	0	0	0
研究机构	常见传染病	23.8	14.3	19.0
	疫苗可预防传染病	20.7	10.3	17.2
	新发传染病	22.2	22.2	33.3
	其他传染病	50.0	0	0
	医源性感染	0	0	0
	传染病预防与控制领域	24.8	12.2	17.8

经量化得到 2020 年重庆市政府响应世卫组织号召关注各级传染病一级预防、二级预防、三级预防健康需要号召的及时程度分别为 59.0%、3.9% 和 57.6%，与适宜标准的比值分别为 69.4%、4.6% 和 67.8%，如表 3-3-15 所示。

表 3-3-15　重庆市政府响应世卫组织关注各级预防健康需要号召的及时程度（%）

三级预防	类型	重庆			与适宜标准的比值
		2000 年	2020 年	提升	
一级预防敏感指标发布情况	常见传染病	0	73.5	73.5*	86.5
	疫苗可预防传染病	0	64.8	64.8*	76.2
	新发传染病	0	76.0	76.0*	89.4

续表

三级预防	类型	重庆			
		2000 年	2020 年	提升	与适宜标准的比值
一级预防敏感指标发布情况	其他传染病	0	0	0*	0
	医源性感染	0	0	0*	0
	传染病预防与控制领域	**0**	**59.0**	**59.0***	**69.4**
二级预防敏感指标发布情况	常见传染病	0	1.7	1.7*	2.0
	疫苗可预防传染病	0	5.7	5.7*	6.7
	新发传染病	0	10.0	10.0 *	11.8
	其他传染病	0	0	0*	0
	医源性感染	0	0	0*	0
	传染病预防与控制领域	**0**	**3.9**	**3.9***	**4.6**
三级预防敏感指标发布情况	常见传染病	0	71.6	71.6*	84.2
	疫苗可预防传染病	0	62.9	62.9*	74.0
	新发传染病	0	75.0	75.0*	88.2
	其他传染病	0	0	0*	0
	医源性感染	0	0	0*	0
	传染病预防与控制领域	**0**	**57.6**	**57.6***	**67.8**

* 注：因 2000 年值为 0，故采用差值替代。

（2）政府等各方更新发布一级预防敏感信息的时效性。对传染病防制中公众健康敏感信息的更新发布在一定程度上表明能够有效地识别传染病的动态变化，并及时地告知公众，这是有效识别公众传染病防制需要的重要途径之一。从政府更新公众健康敏感指标信息的时效性看，重庆通过《重庆市法定传染病疫情概况》《统计年鉴》等报告及时更新传染病问题的发病率信息，重庆市发布一级预防敏感信息年份与当前年份间隔 5 年内的问题数占比为 75.5%，常见传染病、疫苗可预防传染病和新发传染病能够及时更新的问题数占比也分别达到 93.0%、83.3% 和 90.0%，如表 3-3-16 所示。最终量化后得到政府更新一级预防敏感信息的及时程度为 59.0%，较 2000 年提升了 59.0%，与适宜标准的比值为 69.4%。

表 3-3-16 重庆市各方更新一级预防敏感信息最新时间与当前时间间隔 5 年及以下问题占比（%）

类型	政府发布	专业机构发布	研究机构发布
常见传染病	93.0	93.0	93.0
疫苗可预防传染病	83.3	83.3	93.1

续表

类型	政府发布	专业机构发布	研究机构发布
新发传染病	90.0	90.0	88.9
其他传染病	0	0	0
医源性感染	0	0	50.0
传染病预防与控制领域	**75.5**	**75.5**	**83.0**

专业机构更新发布敏感信息的时效性方面，重庆市疾病预防控制中心能够及时发布传染病的疫情报告，主要包括法定传染病的发病率等信息，更新一级预防敏感信息年份与当前时间间隔 5 年内的问题数占比为 75.5%。常见传染病、疫苗可预防传染病和新发传染病更新状况较好，5 年内及时更新的问题占比分别达到 93.0%、83.3% 和 90.0%，但其他传染病和新发传染病未能做到及时更新。最终量化后得到专业机构更新一级预防敏感信息的及时程度为 55.1%，与适宜标准比值为 64.8%。

研究机构更新发布敏感信息的时效性方面，重庆研究者通过公开发表研究论文发布传染病一级预防敏感信息，如张莉在《2004—2009 年重庆市北碚区肠道传染病流行病学分析》一文中发布肠道传染病等问题的发病率信息；张彦琦在《基于重庆艾滋病时空数据的综合评价和影响因素分析》一文中发布了艾滋病等问题的发病率信息；喻林玲在《重庆渝北区 2004—2008 年麻疹流行病学分析》一文中发布了麻疹发病率等敏感信息。传染病预防与控制领域更新发布敏感信息与当前时间间隔在 5 年内的问题数占比为 83.0%，医源性感染在 5 年内更新发布了敏感信息，问题数占比为 50.0%，表明研究者对传染病发病率、接种率等一级预防信息的识别和发布更有时效性，在把握疾病变化和发展方面更具优势。最终经量化后，2020 年更新传染病敏感指标信息的及时程度为 70.7%，较2000 年提升了 499.2%，达到适宜标准的 83.2%。从类型别来看，其他传染病与医源性感染有所提升，分别为 50.0% 和 35.0%，如表 3-3-17 所示。

表 3-3-17　重庆各方更新发布一级预防敏感指标信息的及时程度（%）

机构	类型	重庆			
		2000 年	2020 年	提升	与适宜标准比值
政府	常见传染病	0	73.5	73.5*	86.5
	疫苗可预防传染病	0	64.8	64.8*	76.2

机构	类型	重庆			
		2000 年	2020 年	提升	与适宜标准比值
政府	新发传染病	0	76.0	76.0*	89.4
	其他传染病	0	0	0*	0
	医源性感染	0	0	0*	0
	传染病预防与控制领域	0	59.0	59.0*	69.4
专业机构	常见传染病	0	68.1	68.1*	80.1
	疫苗可预防传染病	0	60.2	60.2*	70.8
	新发传染病	0	72.4	72.4*	85.2
	其他传染病	0	0	0*	0
	医源性感染	0	0	0*	0
	传染病预防与控制领域	0	55.1	55.1*	64.8
研究机构	常见传染病	17.5	75.9	333.7	89.3
	疫苗可预防传染病	19.2	77.3	402.6	90.9
	新发传染病	0	73.7	43.4*	86.7
	其他传染病	0	50.0	50.0*	58.8
	医源性感染	0	35.0	35.0*	41.2
	传染病预防与控制领域	11.8	70.7	499.2	83.2

*注：因 2000 年值为 0，故采用差值替代。

从流行病学的角度而言，只有一级预防才能降低公众的传染病发病率，因此识别并发布一级预防敏感指标信息对于传染病防制至关重要。重庆市政府、专业机构、研究机构三方均能及时对一级预防敏感信息进行更新发布，表明无论是决策层还是负责传染病防制的专业机构或者是研究者均对一级预防信息进行了关注，识别公众需要的有效性较好。

（3）无法及时识别公众医源性感染和其他传染病防制的需要。重庆市政府、专业机构以及研究机构均没有医源性感染和其他传染病两个类型相关敏感信息的发布，重庆市政府发布医源性感染和其他传染病三级预防敏感信息的问题占比均为 0，表明针对这两个类型的传染病问题，政府既未做到及时响应世卫组织对其实施三级预防的号召，也未做到对信息的及时更新。也就决定了无论是政府层面，还是专业机构或是研究者，都无法全面识别这两个类型的全部公众健康需要，响应世卫组织号召的及时程度和更新信息的及时程度均无从谈起，最终导致识别的整体及时程度不佳。

2. 对政府等各方识别公众需要及时程度的初步量化

2020 年重庆市政府等各方识别应关注传染病问题公众健康需要的及时程度达到 52.5%，较 2000 年有显著提升，与适宜标准的比值为 61.8%，如表 3-3-18 所示。从类型别来看，常见传染病、新发传染病识别公众需要的及时程度较高，分别达到适宜标准的 73.3% 和 74.6%；其他传染病和医源性感染识别公众需要的及时程度较 2000 年有所提升，分别达到适宜标准的 14.1% 和 8.1%。表明重庆对公众传染病防制需要的识别能基本做到及时发布敏感信息并合理更新。

表 3-3-18　重庆市政府等各方识别应关注传染病问题公众健康需要的及时程度（%）

类型	重庆			
	2000 年	2020 年	提升	与适宜标准比值
常见传染病	4.1	62.3	1 419.5	73.3
疫苗可预防传染病	4.6	58.3	1 167.4	68.6
新发传染病	1.2	63.4	5 183.3	74.6
其他传染病	0	12.0	12.0*	14.1
医源性感染	0	6.9	6.9*	8.1
传染病预防与控制领域	3.0	52.5	1 356.7	61.8

* 注：因 2000 年值为 0，故采用差值替代。

3. 政府等各方识别公众需要及时性与健康结果间的关系

2004—2020 年，重庆市识别公众传染病防制需要是否及时与健康结果之间存在显著的负相关关系，相关系数为 −0.957（$P<0.05$），解释程度为 52.1%，弹性系数为 −0.191，如表 3-3-19、表 3-3-20 所示。表明随着重庆市对传染病防制及时性的逐步提高（3.0% 提升至 52.5%），健康结果的情况逐渐改善。及时识别公众的传染病防制需要，是准确把握需要的重要保障，能够直接影响公众的传染病防制结果，主要体现在传染病的发病率等敏感健康指标中，同时识别公众需要的及时与否也能够作用于防制目标的设置程度、防制资源的配置程度、服务的提供程度等要素，从而间接作用于公众的传染病防制结果。目前而言，随着及时识别公众需要，传染病防制目标设置日趋明确、服务提供也趋于完善、资源的配置也逐步到位，在政府决策层的重视下，专业机构能够实现传染病患者的早发现、早诊断、早治疗，管理等工作也逐步加强，从而带来传染病防制效果的提升，公众传染病发病率得到控制。

表 3-3-19　重庆市识别公众需要的及时程度与健康结果的相关分析

内容	地区	相关系数	P
2004—2020 年 Spearman 相关分析	重庆	−0.957	0.000

表 3-3-20　重庆市识别公众需要的及时程度与健康结果的单因素回归分析

项目	地区	偏回归系数		标准化偏回归系数	t	P	R^2	弹性系数
		B	标准误					
识别公众需要的及时程度	重庆	−2.466	0.682	−0.722	−3.615	0.004	0.521	−0.191

4. 政府等各方识别公众健康需要及时性的优化重点

一是扩大及时识别公众需要的传染病问题范围。应参照法定报告传染病信息的发布方式，将非法定报告的传染病也纳入到定期报告的范围中，即使做不到每周发布各级预防信息，也应该做到每月或每季度发布相关信息。

二是及时识别二级预防的传染病问题。专业机构在定期发布法定报告传染病信息时，除更新发病率和死亡率信息外，对应进行二级预防的传染病问题，需加入确认率、筛查率等二级预防敏感指标信息的定期报告，提升专业机构对二级预防识别的及时性。政府也应对这些传染病问题给予重视，积极关注已发病的传染病患者治疗和控制的相关信息，如此才能真正降低传染病死亡率，提升防制效果。

（三）识别公众需要的连续程度

连续发布信息是有效提供卫生服务的基础，信息发布的连续性强会促使需求方获得更多的信息，从而做出准确决断，因此就公众需要敏感信息的发布方面，连续发布公众健康的敏感指标信息同样也是识别公众传染病防制需要的保障。本研究从政府、专业机构连续发布各级预防敏感信息的次数以及发布间隔等方面评价识别公众需要的连续程度。

1. 识别公众需要的连续程度、优势与待完善之处

（1）政府规律识别公众的传染病防制需要。规律的信息发布是准确识别公众健康需要的基础和保障，重庆自《中华人民共和国传染病防治法》颁布后，政府基本能够做到定期规律地发布多数传染病的发病率和死亡率信息。从传染病一级预防敏感信息的发布方面看，重庆能够做到规律发布（即连续发布 3 次

及以上）的问题数占比为 45.2%，其中常见传染病、新发传染病和疫苗可预防传染病三个类型别，规律发布问题的占比分别达到 57.1%、54.0% 和 51.3%，如表 3-3-21 所示。传染病预防与控制领域能够连续发布敏感信息的频次最高达到 24 次，中位值 24 次，如表 3-3-22 所示。从传染病三级预防敏感信息发布方面看，重庆规律发布敏感信息的问题占比为 44.6%，连续发布次数的中位值为 24 次。重庆市政府需要进一步提高发布传染病一级和三级预防敏感信息的连续性，以便在决策层面为准确识别公众传染病防制的一级和三级预防需要提供良好的保障。

表 3-3-21　重庆市政府规律发布应关注传染病问题各级预防敏感指标信息的问题数占比（%）

三级预防	类型	应关注问题数	重庆			
			2000 年	2020 年	提升	与适宜标准比值
一级预防	常见传染病	42	0	57.1	57.1*	67.2
	疫苗可预防传染病	30	0	51.3	51.3*	60.4
	新发传染病	9	0	54.0	54.0*	63.5
	其他传染病	2	0	0	0*	0
	医源性感染	2	0	0	0*	0
	传染病预防与控制领域	53	0	45.2	45.2*	53.2
二级预防	常见传染病	42	0	0	0*	0
	疫苗可预防传染病	30	0	0	0*	0
	新发传染病	9	0	0	0*	0
	其他传染病	2	0	0	0*	0
	医源性感染	2	0	0	0*	0
	传染病预防与控制领域	53	0	0	0*	0
三级预防	常见传染病	42	0	56.2	56.2*	66.1
	疫苗可预防传染病	30	0	50.8	50.8*	59.8
	新发传染病	9	0	53.7	53.7*	63.2
	其他传染病	2	0	0	0*	0
	医源性感染	2	0	0	0*	0
	传染病预防与控制领域	53	0	44.6	44.6*	52.5

*注：因 2000 年值为 0，故采用差值替代。

表 3-3-22　重庆市政府发布各级预防敏感指标信息的频次

三级预防	类型	重庆连续发布次数		
		最少	最多	中位值
一级预防敏感指标发布情况	常见传染病	0	24	24
	疫苗可预防传染病	0	24	24
	新发传染病	0	24	24
	其他传染病	0	0	0
	医源性感染	0	0	0
	传染病预防与控制领域	0	24	24
二级预防敏感指标发布情况	常见传染病	—	—	—
	疫苗可预防传染病	—	—	—
	新发传染病	—	—	—
	其他传染病	—	—	—
	医源性感染	—	—	—
	传染病预防与控制领域	—	—	—
三级预防敏感指标发布情况	常见传染病	0	24	24
	疫苗可预防传染病	0	24	24
	新发传染病	0	24	24
	其他传染病	0	0	0
	医源性感染	0	0	0
	传染病预防与控制领域	0	24	24

（2）专业机构发布信息的规律和频次仍有不足。就专业机构发布传染病防制相关信息方面而言，其对一级和三级预防敏感信息的发布规律性相对较弱，有敏感信息发布的问题数占比均为 27.3%，仅为标准适宜值得 32.1%，如表 3-3-23 所示。此外，重庆市专业机构连续发布一级预防敏感信息的频次中位值仅为 5，其中常见传染病最多连续发布了 30 次，发布的中位值为 5；连续发布三级预防敏感信息的情况基本与一级预防信息的发布状态一致，最高连续次数为 5 次，中位值为 5，如表 3-3-24 所示。表明了重庆市专业机构对传染病问题的敏感信息发布的关注度和连续性不足，需强化对传染病敏感信息的连续发布。

表 3-3-23　重庆市专业机构规律发布应关注传染病问题各级预防敏感指标信息的
问题数占比（%）

三级预防	类型	应关注问题数	重庆			
			2000 年	2020 年	提升	与适宜标准比值
一级预防	常见传染病	42	0	10.6	10.6*	12.5
	疫苗可预防传染病	30	0	0	0*	0
	新发传染病	9	0	50.0	50.0*	58.8
	其他传染病	2	0	0	0*	0
	医源性感染	2	0	0	0*	0
	传染病预防与控制领域	53	0	27.3	27.3*	32.1
二级预防	常见传染病	42	0	0	0*	0
	疫苗可预防传染病	30	0	0	0*	0
	新发传染病	9	0	0	0*	0
	其他传染病	2	0	0	0*	0
	医源性感染	2	0	0	0*	0
	传染病预防与控制领域	53	0	0	0*	0
三级预防	常见传染病	42	0	10.6	10.6*	12.5
	疫苗可预防传染病	30	0	0	0*	0
	新发传染病	9	0	50.0	50.0*	58.8
	其他传染病	2	0	0	0*	0
	医源性感染	2	0	0	0*	0
	传染病预防与控制领域	53	0	27.3	27.3*	32.1

*注：因 2000 年值为 0，故采用差值替代。

表 3-3-24　重庆市专业机构发布各级预防敏感指标信息的频次

三级预防	类型	重庆连续发布次数		
		最少	最多	中位值
一级预防敏感指标发布情况	常见传染病	0	30	5
	疫苗可预防传染病	0	30	5
	新发传染病	0	5	5
	其他传染病	0	0	0
	医源性感染	0	0	0
	传染病预防与控制领域	0	30	5

续表

三级预防	类型	重庆连续发布次数		
		最少	最多	中位值
二级预防敏感指标发布情况	常见传染病	—	—	—
	疫苗可预防传染病	—	—	—
	新发传染病	—	—	—
	其他传染病	—	—	—
	医源性感染	—	—	—
	传染病预防与控制领域	**—**	**—**	**—**
三级预防敏感指标发布情况	常见传染病	0	5	5
	疫苗可预防传染病	0	5	5
	新发传染病	0	5	5
	其他传染病	0	0	0
	医源性感染	0	0	0
	传染病预防与控制领域	**0**	**5**	**5**

2. 传染病敏感信息的连续发布

通过对政府和专业机构识别公众需要连续性的综合量化，得到 2020 年重庆市连续识别公众传染病需要的程度为 20.8%，较 2000 年提升了 20.8%，与适宜标准的比值为 24.5%，如表 3-3-25 所示。分类型来看，连续识别常见传染病需要的程度最高（26.3%），其次是连续识别新发传染病需要的程度为 25.6%，连续识别其他传染病和医源性感染需要的程度均为 0。表明了重庆市政府与专业机构尚未建立起较为成熟的信息发布机制，尚不能规律性地发布传染病问题的发病率、死亡率等信息。

表 3-3-25 重庆市政府和专业机构识别应关注传染病问题公众健康需要的连续程度（%）

机构	类型	重庆			
		2000 年	2020 年	提升	与适宜标准比值
政府	常见传染病	0	38.6	38.6*	45.4
	疫苗可预防传染病	0	34.8	34.8*	40.9
	新发传染病	0	36.6	36.6*	43.1
	其他传染病	0	0	0*	0

续表

机构	类型	重庆			
		2000 年	2020 年	提升	与适宜标准比值
政府	医源性感染	0	0	0*	0
	传染病预防与控制领域	0	30.6	30.6*	36.0
	常见传染病	0	13.9	13.9*	16.4
	疫苗可预防传染病	0	11.7	11.7*	13.8
专业机构	新发传染病	0	14.5	14.5*	17.1
	其他传染病	0	0	0*	0
	医源性感染	0	0	0*	0
	传染病预防与控制领域	0	11.0	11.0*	12.9
	常见传染病	0	26.3	26.3*	30.9
	疫苗可预防传染病	0	23.2	23.2*	27.3
总体程度	新发传染病	0	25.6	25.6*	30.1
	其他传染病	0	0	0*	0
	医源性感染	0	0	0*	0
	传染病预防与控制领域	0	20.8	20.8*	24.5

* 注：因 2000 年值为 0，故采用差值替代。

3. 识别公众健康需要连续性与健康结果间的关系

2004—2020 年，重庆市识别公众传染病防制需要连续性与健康结果之间存在较强的负相关，相关系数为 –0.933（$P<0.05$），方程解释程度为 45.9%，弹性系数为 –0.149，如表 3-3-26、表 3-3-27 所示。表明了随着重庆市识别公众健康需要连续程度的提升，将促进识别公众传染病防制需要的准确程度，有助于对公众需要的全面把握，从而直接对健康结果的改善产生积极的影响。

表 3-3-26　重庆市识别公众需要的连续程度与健康结果的相关分析

内容	地区	相关系数	P
2004—2020 年 Spearman 相关分析	重庆	–0.933	0.000

表 3-3-27　重庆市识别公众需要的连续程度与健康结果的单因素回归分析

项目	地区	偏回归系数		标准化偏回归系数	t	P	R^2	弹性系数
		B	标准误					
识别公众需要的连续程度	重庆	–5.073	2.973	–0.678	–3.450	0.000	0.459	–0.149

4. 政府等各方识别公众需要连续程度的优化重点

一是充分利用监测系统进行传染病的识别和发布。重庆在 2004 年建立了"传染病网络直报系统"，涵盖 39 个传染病问题的实时监测，基本实现了对传染病问题收集的全覆盖。建议政府等各方，尤其是专业机构积极运用已经建立得较为完善的信息监测系统进行传染病风险的识别和预测，进而能够准确地把握传染病问题的发展趋势和干预措施，从而进一步提升对公众传染病防制需要的识别力度，促进公众需要的全面掌握。

二是强化非法定报告传染病敏感信息的连续发布。所建立的权威传染病信息定期发布机制不仅应注重法定传染病各级预防敏感信息的连续发布，还应重视如耐药菌感染等非法定报告传染病各级预防敏感信息的发布，能够最大限度地扩大敏感信息连续发布的问题范围。政府等各方只有做到形成所有传染病问题各级预防的敏感信息规律发布机制，才能充分地识别公众需要，进而加以全面把握。

（四）根据公众需要动态调整目标设置程度

把握公众需要的最终目的是能够适时地调整政策目标的设定和服务的提供，从而满足公众不断增长的健康服务需要。通过判断政府或业务主管部门、专业机构等权威部门发布规范性统计报告、制定的政策中是否有目标数量以及敏感目标数量两方面的调整，从而综合判断根据公众需要动态调整目标设置的情况。

1. 目标依据需要动态调整的优势与待完善之处

（1）根据公众需要对所设置目标数量的调整不佳。应关注的 53 个传染病问题中，重庆对一级预防目标有所调整的问题占比仅为 20.8%；二级预防目标有所调整的问题占比为 49.1%，三级预防方面，在《重庆市法定传染病疫情概况》发布后，有所调整目标的问题占比仅为 7.5%，如表 3-3-28 所示。表明重庆市针对传染病所发布的权威报告几乎未对政策内容产生影响，各方依据公众传染病防制需要进行目标设置调整的动态性并未很好地体现。

表 3-3-28　重庆市应关注的传染病问题各级预防目标设置数有调整的占比（%）

三级预防	类型	应关注问题数	重庆		
			2000 年	2020 年	提升
一级预防敏感指标发布情况	常见传染病	42	0	26.2	26.2*
	疫苗可预防传染病	30	0	27.6	27.6*

三级预防	类型	应关注问题数	重庆		
			2000 年	2020 年	提升
一级预防敏感指标发布情况	新发传染病	9	0	22.2	22.2*
	其他传染病	2	0	0	0*
	医源性感染	2	0	0	0*
	传染病预防与控制领域	53	0	20.8	20.8*
	常见传染病	42	0	60.5	60.5*
	疫苗可预防传染病	30	0	82.8	82.8*
二级预防敏感指标发布情况	新发传染病	9	0	33.3	33.3*
	其他传染病	2	0	0	0*
	医源性感染	2	0	0	0*
	传染病预防与控制领域	53	0	49.1	49.1*
	常见传染病	42	0	11.6	11.6*
	疫苗可预防传染病	30	0	13.8	13.8*
三级预防敏感指标发布情况	新发传染病	9	0	0	0*
	其他传染病	2	0	0	0*
	医源性感染	2	0	0	0*
	传染病预防与控制领域	53	0	7.5	7.5*

* 注：因 2000 年值为 0，故采用差值替代。

（2）极为缺乏对敏感目标设置的调整。政策目标的设置中，涉及到发病率、病死率等敏感指标的目标，才是传染病防制工作中最有迹可循的部分，对政策的落实和防制效果的体现至关重要。在重庆市发布疫情报告前后，目标调整中涉及到敏感目标调整的问题数较少，一级预防敏感目标数量有所调整的问题占比仅为 7.5%，二级预防和三级预防敏感目标的调整情况也较为不足，有所调整的问题数均为 5.7%，如表 3-3-29 所示。表明重庆市应关注的传染病问题各级预防敏感目标设置几乎未依据公众的需要来制定，将会严重制约目标的落实和对重庆公众具体需要的全面把握。

表 3-3-29　重庆市应关注的传染病问题各级预防敏感目标设置数有调整的占比（%）

三级预防	类型	应关注问题数	重庆		
			2000 年	2020 年	提升
一级预防敏感指标发布情况	常见传染病	42	0	9.5	9.5*
	疫苗可预防传染病	30	0	6.9	6.9*
	新发传染病	9	0	0	0*
	其他传染病	2	0	0	0*
	医源性感染	2	0	0	0*
	传染病预防与控制领域	**53**	**0**	**7.5**	**7.5***
二级预防敏感指标发布情况	常见传染病	42	0	7.0	7.0*
	疫苗可预防传染病	30	0	6.9	6.9*
	新发传染病	9	0	0	0*
	其他传染病	2	0	0	0*
	医源性感染	2	0	0	0*
	传染病预防与控制领域	**53**	**0**	**5.7**	**5.7***
三级预防敏感指标发布情况	常见传染病	42	0	7.0	7.0*
	疫苗可预防传染病	30	0	6.9	6.9*
	新发传染病	9	0	0	0*
	其他传染病	2	0	0	0*
	医源性感染	2	0	0	0*
	传染病预防与控制领域	**53**	**0.0**	**5.7**	**5.7***

* 注：因 2000 年值为 0，故采用差值替代。

2. 根据公众需要动态调整目标程度初步量化

综合目标设置数量的调整情况和敏感目标设置数量的调整情况两方面，对根据公众需要动态调整目标的程度进行初步量化，得到重庆市传染病预防与控制领域目标的动态调整程度仅为 16.9%，为适宜标准的 19.9%，分类型来看，疫苗可预防传染病最高，而其他传染病和医源性感染均为 0，如表 3-3-30。表明重庆市决策层并未根据公众传染病防制需要的变化及时对目标的设置进行调整，这也将对服务的有效提供以及传染病的防制效果带来不利影响。

表 3-3-30　根据应关注传染病问题公众需要动态调整目标的程度（%）

类型	重庆			
	2000 年	2020 年	提升	与适宜标准比值
常见传染病	0	22.2	22.2*	26.1
疫苗可预防传染病	0	23.6	23.6*	27.8
新发传染病	0	12.2	12.2*	14.4
其他传染病	0	0	0*	0
医源性感染	0	0	0*	0
传染病预防与控制领域	0	16.9	16.9*	19.9

* 注：因 2000 年值为 0，故采用差值替代。

3. 根据公众需要动态调整目标程度与健康结果间的关系

2004—2020 年，重庆市根据公众需要动态调整目标的程度与传染病发病率呈负相关，相关系数为 –0.657（$P<0.05$），前者对后者的解释程度为 70.9%，弹性系数为 –0.132，如表 3-3-31、表 3-3-32 所示。表明了随着重庆市目标动态调整程度的改善，将促进政府等各方对公众传染病防制需要的全面把握，从而直接对健康结果的改善产生一定的积极影响。另外，依据公众需要动态调整目标设置的改善情况也带动了决策层对传染病防制目标的整体设置适宜程度，从而促进传染病防制体系组织架构的完善、功能服务的健全、管理机制的完善等，最终综合对健康结果产生作用，使传染病的发病率得到控制。

表 3-3-31　重庆市根据公众需要动态调整目标的程度与健康结果的相关分析

内容	地区	相关系数	P
2004—2020 年 Spearman 相关分析	重庆	–0.657	0.006

表 3-3-32　重庆市根据公众需要动态调整目标的程度与健康结果的单因素回归分析

项目	地区	偏回归系数		标准化偏回归系数	t	P	R^2	弹性系数
		B	标准误					
根据公众需要动态调整目标的程度	重庆	–2.008	0.371	–0.842	–5.423	0.000	0.709	–0.132

4. 依据公众需要动态调整目标程度的优化重点

一是政府等各方在充分把握需要的基础上，还应依据公众需要科学设置防制目标，促进资源配置的落实以及管理机制的完善，为公众提供适宜的服务，最终确保传染病防制工作的顺利落实。

二是重庆市应充分利用传染病信息系统，及时连续地发布传染病问题的权威报告，提高准确识别公众健康需要的能力，在此基础上根据公众的健康需要，提升动态调整相应传染病目标的程度，为公众提供相应的传染病防制服务。

（五）对公众健康需要把握程度的初步量化

通过识别公众健康需要的权威程度、及时程度、连续程度等综合量化后得到识别公众需要的准确程度，而后与根据公众需要科学决策以及根据公众需要动态调整目标的程度进行综合量化，最终得到 2020 年重庆市把握公众健康需要的总体程度为 38.9%，较 2000 年有显著提升，与适宜标准的比值为 45.8%，如表 3-3-33 所示。分类型来看，把握常见传染病、疫苗可预防传染病公众健康需要的程度相对较高，分别达到适宜标准的 56.1% 和 50.4%，而 2020 年把握医源性感染公众健康需要的程度仅为 0.9%。表明，重庆市把握公众健康需要的总体程度仍有不足，在今后的工作中应加强对公众需要的进一步把握。

表 3-3-33　重庆市传染病预防与控制领域把握公众健康需要的程度（%）

类型	重庆			
	2000 年	2020 年	提升	与适宜标准比值
常见传染病	5.9	47.7	708.5	56.1
疫苗可预防传染病	5.0	42.8	756.0	50.4
新发传染病	6.3	41.9	565.1	49.3
其他传染病	0	13.2	13.2*	15.5
医源性感染	0	0.9	0.9*	1.1
传染病预防与控制领域	4.7	38.9	769.6	45.8

* 注：因 2000 年值为 0，故采用差值替代。

本研究发现重庆市随着把握公众健康需要能力的提升，健康结果呈现改善的趋势，相关分析与单因素回归分析也显示公众需要的把握能力与健康结果间存在显著的负相关，相关系数为 -0.812（$P<0.05$），前者对后者的解释程度为74.6%，弹性系数为 -0.239，如表 3-3-34、表 3-3-35 所示。说明把握公众健康需要程度越高，传染病发病率越低。表明公众健康需要的把握与否与健康结果关系密切，公众需要的满足可直接影响人群的传染病防制水平，与此同时，公众

需要也直接引导着体系目标设置、组织体系的完善，对资源配置和服务的提供产生影响，最终综合作用于健康结果，使传染病发病率逐渐降低。

表 3-3-34　重庆市把握公众健康需要程度与健康结果的相关分析

内容	地区	相关系数	P
2004—2020 年 Spearman 相关分析	重庆	−0.812	0.000

表 3-3-35　重庆市把握公众健康需要程度与健康结果的单因素回归分析

项目	地区	偏回归系数		标准化偏回归系数	t	P	R^2	弹性系数
		B	标准误					
把握公众健康需要程度	重庆	−2.841	0.479	−0.864	−5.936	0.000	0.746	−0.239

综合各个字段、指标、定位后得到重庆市把握公众健康需要程度，符合卫生系统宏观模型"子模—概念/定位—指标"的逻辑性；以公开渠道（如政府网站、专业公共卫生机构网站、文献数据库等）获取评价资料，并进行系统的收集，不依赖于政府部门、专业机构的填报数据，评价具有可操作性和可信度；与适宜标准之间的对比结果具有可比性；通过分析，政府等各方把握公众健康需要与传染病发病率之间存在负相关，表明结果能在一定程度上反映现实状况，评价具有科学性；因此，运用"适宜公共卫生体系评价标准"对把握公众健康需要程度进行量化评价的结果具备逻辑性、可比性、科学性和可操作性。

三、对传染病风险相关因素的把控程度

从整体上对风险进行把控，包括识别传染病本底状况及其影响因素、对风险变化趋势加以预测预警、对风险实施干预控制等均可使风险控制在社会公众可接受的范围内，从而保障公众的健康。对传染病风险的把控应做到：①识别主要的风险因素并掌握其本底状况、作用规律及危害程度；②具备对风险变化及趋势的预测预警能力；③及时采取降低或者消除主要健康风险的干预和控制措施；④具备完善的应急处置体系以有效应对风险爆发；⑤建立干预控制效果的评估机制。建立健全的风险监测网络是基础，而运用所监测的信息进行风险的把控，才能将数据转为实际进而指导工作。

（一）把控环境因素程度的优势与待完善之处

1. 识别传染病问题本底状况的工作

"是否有效"是管理实践中评价信息系统是否有存在价值的重要标准，而是否利用监测系统进行了传染病问题的本底识别以及风险和影响因素的认知，是评价传染病监测网络是否有效的重要依据之一。重庆市已经利用监测系统开展了广泛的传染病问题识别，在传染病预防与控制领域应该关注的53个问题中，2020年重庆市发布识别应关注传染病问题本底状况及影响因素信息的问题有49个，占比为92.4%，较2000年有显著提升。其中重庆市对常见传染病、疫苗可预防传染病、新发传染病三个类型进行问题本底识别的占比分别高达97.6%、100.0%、100.0%，如表3-3-36所示。表明在形式上重庆市已对多数传染病问题进行了本底情况的相关识别。此外，在识别信息发布的资料数量方面也呈逐年增多的趋势，2020年重庆市识别应关注传染病问题本底状况及其影响因素的总体程度较2000年提升了390.0%，如表3-3-37所示，虽与适宜标准的比值仅为46.0%，但能够体现出重庆市已在传染病预防与控制领域识别问题状况工作方面进行了有序地开展，重庆市已经对绝大多数传染病进行了本底情况的识别，但具体执行实施情况尚不理想，与适宜程度还存在较大差距。

表3-3-36　重庆市发布识别应关注传染病问题本底状况及影响因素信息的问题占比（%）

类型	应关注问题数	重庆		
		2000年	2020年	提升幅度
常见传染病	42	7.1	97.6	1 274.6
疫苗可预防传染病	30	10.3	100.0	870.9
新发传染病	9	11.1	100.0	800.9
其他传染病	2	0	50.0	50.0*
医源性感染	2	0	50.0	50.0*
传染病预防与控制领域	53	5.8	92.4	1 493.1

* 注：因2000年值为0，故采用差值替代。

表3-3-37　重庆市识别应关注传染病问题本底状况及其影响因素的程度（%）

类型	重庆			与适宜标准比值
	2000年	2020年	提升幅度	
常见传染病	0.1	46.2	461.0	54.4
疫苗可预防传染病	0.1	39.0	389.0	45.6

续表

类型	重庆			与适宜标准比值
	2000 年	2020 年	提升幅度	
新发传染病	0.1	61.6	615.0	72.5
其他传染病	0	0	0*	0
医源性感染	0	0	0*	0
传染病预防与控制领域	0.1	39.1	390.0	46.0

* 注：因 2000 年值为 0，故采用差值替代。

2. 强化干预和应对措施的能力

对传染病问题进行风险识别的最终目的是及时有效地对暴露在传染病风险下的公众进行健康预警和防控，这也是应利用监测系统数据进行的工作之一。在健康风险管理的理念中，通过识别传染病发生发展的具体风险，确定风险的等级，及时预警并有针对性地采取干预措施，能够达到传染病的预期防控效果，因此通过对监测系统所收集信息的综合分析，提出干预应对措施，是提高传染病防制效果的重要能力。

2020 年重庆市经过监测系统监测后发布的所有资料中，涉及到提出采取的具体措施进行干预控制等相关内容的传染病问题占比为 92.4%，较 2000 年提升了 1 493.1%，如表 3-3-38 所示。从类型别来看，在已关注的传染病问题范围中，针对疫苗可预防传染病和新发传染病已提出干预措施的问题占比均达到100.0%，常见传染病为 97.6%。经量化，2020 年重庆市利用监测体系提出传染病干预应对措施的程度值为 19.6%，较 2000 提升了 197.0%，如表 3-3-39 所示，但仍与适宜标准存在一定差距。说明重庆市有效地利用监测系统对传染病进行了干预控制，但能力仍需进一步提升。

表 3-3-38 重庆市提出应关注传染病问题干预措施的问题占比（%）

类型	应关注问题数	重庆		
		2000 年	2020 年	提升幅度
常见传染病	42	7.1	97.6	1 274.6
疫苗可预防传染病	30	10.3	100.0	870.9
新发传染病	9	11.1	100.0	800.9
其他传染病	2	0	50.0	50.0*
医源性感染	2	0	50.0	50.0*
传染病预防与控制领域	53	5.8	92.4	1 493.1

* 注：因 2000 年值为 0，故采用差值替代。

表3-3-39　重庆市提出应关注传染病问题干预措施的程度（%）

类型	重庆			与适宜标准比值
	2000年	2020年	提升幅度	
常见传染病	0.1	21.8	217.0	25.6
疫苗可预防传染病	0.1	19.0	189.0	22.4
新发传染病	0.1	34.7	346.0	40.8
其他传染病	0	0	0*	0
医源性感染	0	0	0*	0
传染病预防与控制领域	0.1	19.6	197.0	23.1

＊注：因2000年值为0，故采用差值替代。

3. 预警、预测传染病风险的能力

在对监测信息充分整理分析从而识别传染病风险的基础上，应能根据特定风险中敏感指标的异常变化预先发现风险征兆，将传染病问题控制在暴发前或减轻暴发所带来的副作用。2020年，重庆市在经监测系统分析后所发布的所有信息中，根据现况做出发病率等敏感指标信息变化来预测问题发展趋势并作出预警的问题占比较高，达到74.4%，如表3-3-40所示。从类型别来看，常见传染病的问题占比最高（92.9%），其他传染病和医源性感染均为0。经初步量化后得到2020年重庆市根据传染病监测系统对传染病的风险预警程度仅为3.1%，较2000年提升并不显著，仅为适宜标准的3.6%，存在明显差距，如表3-3-41所示。表明重庆市的传染病监测系统所收集的信息没有被充分利用，在风险预警方面存在严重的信息资源浪费，发挥预警预测的作用较差，难以为未来提供决策参考。

表3-3-40　重庆市发布应关注传染病问题预警预测信息的问题占比（%）

类型	应关注问题数	重庆		
		2000年	2020年	提升幅度
常见传染病	42	0	92.9	92.9*
疫苗可预防传染病	30	0	86.2	86.2*
新发传染病	9	0	88.9	88.9*
其他传染病	2	0	0	0*
医源性感染	2	0	0	0*
传染病预防与控制领域	53	0	74.4	74.4*

＊注：因2000年值为0，故采用差值替代。

表 3-3-41　重庆市开展应关注传染病问题预警预测的程度（%）

类型	重庆			
	2000 年	2020 年	提升幅度	与适宜标准比值
常见传染病	0	0.6	0.6*	0.7
疫苗可预防传染病	0	3.7	3.7*	4.4
新发传染病	0	10.7	10.7*	12.6
其他传染病	0	0	0*	0
医源性感染	0	0	0*	0
传染病预防与控制领域	0	3.1	3.1*	3.6

* 注：因 2000 年值为 0，故采用差值替代。

4. 传染病应急处置水平

传染病多具有传染性强、流行范围广、传播速度快、不易控制且病死率高等特点，尤其是新发传染病，很难加以防范和控制，极易发生突发状况，因此完善的应急处置措施是降低传染病暴发、提升公众健康水平的重要保障。有效开展应急处置的前提是广泛的监测和权威的预测预警，目前传染病预防与控制领域已然能够做到广泛监测，但预警水平还有待进一步提升，利用监测数据提出应急处置措施的能力仍较低。从 2000 年至 2020 年，利用监测系统所发布的所有信息中，重庆涉及到提出应急处置措施的问题数没有任何提升，占比始终为 0，如表 3-3-42 所示。经初步量化，2020 年重庆市根据传染病监测系统对传染病风险预警程度仅为 2.7%，较 2000 年提升幅度为 2.7%，仅占适宜标准的 3.2%，存在明显差距，如表 3-3-43 所示。表明重庆市监测系统的数据信息没有完全发挥出应急处置的能力，在风险预警方面存在较严重的信息资源浪费，且未能对应急处置措施的提出和开展提供有力支撑。

表 3-3-42　重庆市发布应关注传染病问题应急处置信息的问题占比（%）

类型	应关注问题数	重庆			
		2000 年	2020 年	提升幅度	与适宜标准的比值
常见传染病	42	0	0	0*	0
疫苗可预防传染病	30	0	0	0*	0
新发传染病	9	0	0	0*	0
其他传染病	2	0	0	0*	0
医源性感染	2	0	0	0*	0
传染病预防与控制领域	53	0	0	0*	0

* 注：因 2000 年值为 0，故采用差值替代。

表 3-3-43　重庆市开展应关注传染病问题应急处置的程度（%）

类型	重庆			与适宜标准比值
	2000 年	2020 年	提升幅度	
常见传染病	0	0	0*	0
疫苗可预防传染病	0	3.3	3.3*	3.9
新发传染病	0	10.0	10.0*	11.8
其他传染病	0	0	0*	0
医源性感染	0	0	0*	0
传染病预防与控制领域	0	2.7	2.7*	3.2

* 注：因 2000 年值为 0，故采用差值替代。

5. 传染病预防与控制领域干预政策的效果

风险管理理论认为，风险的管理是动态变化的，上一年度的干预措施很可能不再适用于下一年度，因而即使风险没有太大变动，也是要进行评估和检查的，因此风险干预是否到位、是否为后续工作的最佳指导，需要进行定期的科学评估。重庆市通过监测系统所发布的所有资料信息中，涉及到对干预效果进行评估的问题数较低，2020 年的占比为 35.8%，较 2000 年有显著提升，提升幅度为 1 784.2%，如表 3-3-44 所示。从类型别来看，常见传染病、疫苗可预防传染病和新发传染病发布应关注传染病问题干预政策效果评估信息的问题占比分别为41.9%、41.4% 和 40.0%，其他传染病和医源性感染为 0。由于发布的干预政策效果资料有限，多数传染病问题的信息呈零散状态，最后量化得到 2020 年重庆市干预政策效果评估的程度仅为 2.9%，与适宜标准差距较大，如表 3-3-45 所示。表明重庆市尚未构建出传染病干预效果评估机制，评估状态不稳定，监测系统的数据收集和整理并未很好地支撑传染病问题的干预效果评估。

表 3-3-44　重庆市发布应关注传染病问题干预政策效果评估信息的问题占比（%）

类型	应关注问题数	重庆		
		2000 年	2020 年	提升幅度
常见传染病	42	2.4	41.9	1 645.8
疫苗可预防传染病	30	3.4	41.4	1 117.6
新发传染病	9	0	40.0	40.0*
其他传染病	2	0	0	0*
医源性感染	2	0	0	0*
传染病预防与控制领域	53	1.9	35.8	1 784.2

* 注：因 2000 年值为 0，故采用差值替代。

表 3-3-45　重庆市开展应关注传染病问题干预政策效果评估的程度（%）

类型	重庆			与适宜标准比值
	2000 年	2020 年	提升幅度	
常见传染病	0	0.4	0.4*	0.5
疫苗可预防传染病	0	3.7	3.7*	4.4
新发传染病	0	10.2	10.2*	12.0
其他传染病	0	0	0*	0
医源性感染	0	0	0*	0
传染病预防与控制领域	**0**	**2.9**	**2.9***	**3.4**

* 注：因 2000 年值为 0，故采用差值替代。

（二）把控影响健康的环境因素的程度

疾病监测的深层含义是有计划、连续、系统地收集、整理、分析和解释疾病在人群中的发生和影响因素的相关数据，并能够及时地将监测所获得的信息进行利用和发送，反馈给相关防制机构和人员，用于疾病预防控制策略的制定，因此传染病防治有赖于完善的监测。在应关注的 53 个传染病问题中，重庆市对风险及相关因素的整体把控程度仅为 14.5%，与适宜标准比值为 17.1%，如表 3-3-46 所示。从类型别来看，重庆市把控新发传染病风险因素的程度相对最高，为 26.9%，常见传染病和疫苗可预防传染病风险的把控能力分别为 15.0% 和 14.7%，其他传染病和医源性感染均为 0，表明重庆市对监测信息的总体利用不足，与适宜标准存在显著差距，加强数据的开发利用是未来发展的重点。5 个构成把控传染病风险因素能力的指标中，识别风险能力最高（39.1%），其次是提出干预控制措施能力（19.6%），而应急处置能力几乎没能显现，如表 3-3-47 所示。

表 3-3-46　重庆市传染病防治领域把控应关注传染病问题风险因素的程度

类型	重庆			与适宜标准比值
	2000 年	2020 年	提升幅度	
常见传染病	0	15.0	15.0*	17.6
疫苗可预防传染病	0	14.7	14.7*	17.3
新发传染病	0	26.9	26.9*	31.6
其他传染病	0	0	0*	0
医源性感染	0	0	0*	0
传染病预防与控制领域	**0**	**14.5**	**14.5***	**17.1**

* 注：因 2000 年值为 0，故采用差值替代。

表 3-3-47 重庆市把控传染病风险因素能力（%）

指标	2000 年	2020 年	提升幅度	与适宜标准比值
识别风险能力	0.1	39.1	390.0	46.0
预测预警风险能力	0	3.1	3.1*	3.6
提出干预控制措施能力	0.1	19.6	195.0	23.1
应急处置能力	0	2.7	2.7*	3.2
开展干预效果评估能力	0	2.9	2.9*	3.4
把控环境因素能力	0	14.5	14.5*	17.1

* 注：因 2000 年值为 0，故采用差值替代。

（三）环境因素把握程度与传染病发病率间的关系

重庆市把控环境因素的程度与健康结果之间呈现显著的负相关关系，相关系数 –0.952（$P<0.05$），解释程度为 53.3%，弹性系数为 –0.045，如表 3-3-48、表 3-3-49 所示。表明重庆市通过对环境因素的实时监控、综合把握，使把控风险的能力逐步提升（0 提升至 14.5%），降低了传染病暴发风险的概率，促进健康结果的改善；同时，把控风险也能够引导公众对传染病的本底情况和影响因素合理定位，通过改变自身行为降低风险的发生，进而促进各方对公众需要的把握，最终提升公众健康水平。

表 3-3-48 重庆市把握风险因素的程度与健康结果的相关分析

内容	地区	相关系数	P
2004—2020 年 Spearman 相关分析	重庆	–0.952	0.000

表 3-3-49 重庆市把握风险因素的程度与健康结果的单因素回归分析

项目	地区	偏回归系数		标准化偏回归系数	t	P	R^2	弹性系数
		B	标准误					
功能服务的健全程度	重庆	–5.584	3.672	–0.402	–4.000	0.000	0.533	–0.045

（四）影响健康的环境因素的把控程度和优化重点

一是加强监测信息的挖掘和利用。目前重庆市对传染病风险预测预警等能力处于不足的状态，还需要得到提升。面对已经建立得较为完善的信息收集系统，针对数据的挖掘分析和信息利用均是重庆的明显短板。建议增加管理手段对收集的复杂、巨量传染病信息数据进行整合，通过综合分析，提取有用信息，挖掘新的信息，为科学决策提供依据。也可借助云计算和云存储等大数据处理手段，快速分析海量数据的相关性，实现传染病大数据的存储、更新、处理、反馈、预测等，进一步开发监测系统收集的数据信息在传染病防控中的巨大潜能。

二是继续强化预警系统的建设。除了依据监测系统信息分析后的预测预警，还可以通过完善目前已有的传染病预警信息系统，或将二者相结合，提高预警的权威性。尤其是应对新发传染病问题，及时的预测预警是把危机消灭在萌芽状态的重要保证，而相关的防控措施以及应急处置等都依赖于预测和预警，因此提高传染病预警能力非常重要。

综合而言，只有增强监测信息的分析和利用，打破传染病防治体系条块分割、互相独立的格局，实现不同机构不同区域间的信息交换，才能极大地发挥传染病的监测作用，提高风险的识别预警能力，提出切实可行的应对措施。

第四节　传染病预防与控制体系运行结果层

一、传染病预防与控制目标的设置情况

传染病问题的防治与解决需要充分发挥政府的主导作用，根本体现在是否对这些传染病问题进行了关注以及是否针对特定问题设置了防制目标。全面且明确的目标是活动引导的风向标，只有目标专一，才会有专注的行动。适宜的目标设置应符合：①子体系及其相关部门、专业机构、其他组织，均能以保障公众健康、促进社会发展为统一目标；②相关部门、专业机构等应依据共同目标清晰地演化出相应的职责；③目标的设置应科学合理、因地制宜；④能够广泛体现公众的健康需要。因此，各方是否有共同目标以及目标设置是否科学合理是评判目标设置适宜程度的重要标准。

（一）传染病问题各级预防目标的覆盖程度

适宜的传染病预防与控制体系首先应针对每个应关注的传染病设置防制目标，目标设置覆盖得广泛与否是决策层应该重视和关注的首要内容。本研究从传染病预防与控制目标是否充分覆盖三级预防进行分析。

1.目标设置覆盖分析

（1）传染病预防与控制目标的设置较好地体现"预防为主"。传染病的预

防与控制采取预防为主、防治结合的原则，一级预防是实行预防为主的病因预防，因此一级预防目标也是传染病预防与控制的关键。在已关注的传染病问题中，重庆市传染病预防与控制领域的目标设置覆盖了一级预防范围的83.0%，如表3-4-1所示，常见传染病、疫苗可预防传染病、新发传染病设置一级预防目标的问题占比均达到了较高水平，而其他传染病、医源性感染的目标设置为覆盖一级预防范围的50.0%，如表3-4-2所示。结合逐年关注的问题范围的变化情况来看，重庆市对所有传染病问题均是以发布一级预防目标的形式予以关注的，除了个别新发传染病，如肺炎球菌病、甲型H1N1流感等设置一级预防目标的时间略有延迟外，其他传染病覆盖时间均较早。表明了重庆市在一定程度上已认识到预防传染病关口前移的重要性，所设置的目标比较能够体现"预防为主"的原则。

表3-4-1　重庆市应关注传染病问题设置一级预防目标的问题占比（%）

类型	应关注的问题数	2000年	2020年	提升	与适宜程度比值
常见传染病	42	85.7	97.6	13.9	114.8
疫苗可预防传染病	30	79.3	83.3	5.0	98.0
新发传染病	10	66.7	80.0	19.9	94.1
其他传染病	2	0	50.0	50.0*	58.8
医源性感染	2	0	50.0	50.0*	58.8
传染病预防与控制领域合计	53	69.2	83.0	19.9	97.6

＊注：因2000年值为0，故采用差值替代。

表3-4-2　重庆市已关注传染病问题设置一级预防目标的问题占比（%）

类型	设置一级预防目标的问题占比
常见传染病	97.6
疫苗可预防传染病	83.3
新发传染病	80.0
其他传染病	50.0
医源性感染	50.0
传染病预防与控制领域合计	83.0

（2）传染病目标设置对防治结合的体现有待提高。一级预防是病因预防的关键，二级、三级预防则是防治结合的措施，只有三级预防共同发挥作用，传染病的发生才能得到很好的控制。2020年，重庆市应关注传染病问题设置二级、

三级预防目标的问题占比方面覆盖相对较好，如表 3-4-3 所示。在已关注的传染病问题中，二级、三级预防目标设置覆盖的占比分别为 90.6% 和 79.2%，如表 3-4-4 所示。重庆市对于部分应进行筛查、检出、确诊的慢性病，如艾滋病、结核病等均设置了二级预防的相关目标，但三级预防的目标设置的覆盖范围还有待扩大，应促进传染病三级预防目标的建立。

表 3-4-3 重庆市应关注传染病问题设置二级、三级预防目标的问题占比（%）

三级预防级别	类型	应关注的问题数	重庆			
			2000 年	2020 年	提升	与适宜程度比值
二级预防	常见传染病	42	0	97.6	97.6*	114.8
	疫苗可预防传染病	30	0	100.0	100.0*	117.6
	新发传染病	10	0	80.0	80.0*	94.1
	其他传染病	2	0	50.0	50.0*	58.8
	医源性感染	2	0	0	0*	0
	传染病预防与控制领域合计	53	0	90.6	90.6*	106.6
三级预防	常见传染病	42		95.2	95.2*	112.0
	疫苗可预防传染病	30	0	83.3	83.3*	98.0
	新发传染病	10	0	70.0	70.0*	82.4
	其他传染病	2	0	50.0	50.0*	58.8
	医源性感染	2	0	0	0*	0
	传染病预防与控制领域合计	53	0	79.2	79.2*	93.2

* 注：因 2000 年值为 0，故采用差值替代。

表 3-4-4 重庆市已关注传染病问题设置二、三级预防目标的问题占比（%）

类型	设置二、三级预防目标的问题占比
常见传染病	97.6
疫苗可预防传染病	100.0
新发传染病	80.0
其他传染病	50.0
医源性感染	0
传染病预防与控制领域合计	90.6
常见传染病	95.2
疫苗可预防传染病	83.3
新发传染病	70.0

类型	设置二、三级预防目标的问题占比
其他传染病	50.0
医源性感染	0
传染病预防与控制领域合计	**79.2**

2. 对防制目标设置覆盖程度的初步量化

重庆市在传染病防制目标设置方面有独特优势，在已关注的传染病范围中，重庆市一级预防目标覆盖范围为83.0%，二级预防目标中实现了疫苗可预防传染病全覆盖，表明了重庆市决策层已经在较大的程度上关注了公众传染病预防与控制需要，未来应进一步扩大一级预防目标覆盖范围，以便更加清晰地把握防制工作的方向。

3. 目标设置覆盖程度与健康结果间的关系

重庆市各级目标设置的覆盖程度与健康结果之间呈现显著的负相关关系，相关系数为 –0.596（$P<0.05$），解释程度分别为77.2%，如表3-4-5、表3-4-6所示，表明随着重庆市对各级目标设置覆盖程度的提升，政府根据公众传染病预防与控制需要可统一协调并确定共同的工作方向，从而决定了服务提供是否能够符合公众所需，在此基础上，可促进各方职责的明确和工作的有效性。最终表现为防制效果的提升以及公众健康的改善，即传染病发病率有所降低。

表3-4-5　重庆市各级预防敏感目标设置覆盖程度与健康结果相关性分析

内容	地区	相关系数	P
2004—2020年Spearman相关分析	重庆	–0.596	<0.05

表3-4-6　重庆市各级预防敏感目标设置覆盖程度与健康结果单因素回归分析

项目	偏回归系数		标准化偏回归系数	t	P	R^2
	B	标准误				
各级预防敏感目标设置覆盖程度	–2.360	0.342	–0.897	–6.890	<0.01	0.772

4. 防制目标设置覆盖程度的优化重点

目标设置还应体现防治结合的原则。一级预防目标是控制传染病的龙头，但二级和三级预防目标同样是降低死亡、减轻健康损害的重要手段，应设立与公众最终健康结果相关的死亡率控制目标，对于部分慢性传染病还应强化其三级预防敏感定量目标的设置，如死亡率、致残率等，使三级预防在传染病的防制过程中共同发挥作用，促进定量敏感目标设置的全面覆盖。目标的定量可考核是一个地区传染病防制工作落实到位的保障，在未来的防制工作中，重庆市应促进敏感定量目标的全面设置，尤其应重视并健全新发传染病敏感定量目标的设置。

（二）各级预防定量敏感目标的覆盖程度

针对每个应关注的传染病问题设置防制目标是基础，所设置的目标应符合公众的健康需要且可以进行考核与监督，因而是否为敏感目标、是否为定量目标对于目标能否落实非常重要。本研究从所设置的三级预防目标是否为敏感目标、是否为定量目标进行分析。

1. 定量敏感目标设置分析

（1）传染病预防与控制敏感目标设置覆盖较为全面。传染病发病率、死亡率等敏感指标是公众健康状况的最直接表现形式，同时也直观地反映了公众对传染病预防与控制的最基本需要，因此涉及到敏感指标防制目标是政府关注传染病预防与控制工作落实和实际效果的根本体现。三级预防中以一级预防最为重要，一级预防目标的设置与否体现了决策层对传染病病因的把握情况。2020 年，重庆市在应关注的 53 个传染病问题中，设置一级预防敏感目标的占比为 79.2%，如表 3-4-7 所示。从变化趋势看，设置敏感目标的时间较早，2000 年应关注的常见传染病问题中，一级预防敏感目标设置覆盖的问题占比就已达到了 85.7%。

表 3-4-7 重庆市应关注传染病问题设置各级预防敏感目标的问题占比（%）

三级预防级别	类型	应关注的问题数	重庆			
			2000 年	2020 年	提升	与适宜程度比值
一级预防	常见传染病	42	85.7	95.2	11.1	112.0
	疫苗可预防传染病	30	79.3	80.0	0.9	94.1
	新发传染病	10	66.7	70.0	4.9	82.4
	其他传染病	2	0	50.0	50.0*	58.8
	医源性感染	2	0	0	0*	0
	传染病预防与控制领域合计	53	69.2	79.2	14.5	93.2

三级预防级别	类型	应关注的问题数	重庆			
			2000 年	2020 年	提升	与适宜程度比值
二级预防	常见传染病	42	0	40.5	40.5*	47.6
	疫苗可预防传染病	30	0	30.0	30.0*	35.3
	新发传染病	10	0	30.0	30.0*	35.3
	其他传染病	2	0	0	0*	0
	医源性感染	2	0	0	0*	0
	传染病预防与控制领域合计	53	0	34.0	34.0*	40.0
三级预防	常见传染病	42	0	95.2	95.2*	112.0
	疫苗可预防传染病	30	0	83.3	83.3*	98.0
	新发传染病	10	0	70.0	70.0*	82.4
	其他传染病	2	0	50.0	50.0*	58.8
	医源性感染	2	0	0	0*	0
	传染病预防与控制领域合计	53	0	79.2	79.2*	93.2

* 注：因 2000 年值为 0，故采用差值替代。

（2）传染病预防与控制目标设置可落实的程度较高。敏感目标定量化，基本表明目标的落实是可被考核的，可认为这一目标在设定之初就是基于对公众健康需要质和量的清晰认知。2020 年，在重庆市应关注的 53 个传染病问题中，设置一级预防敏感且定量目标的占比为 67.9%，如表 3-4-8 所示。在重庆市已关注传染病问题设置一级预防定量目标的问题占比方面，常见传染病、疫苗可预防传染病和新发传染病分别达到了 83.3%、73.3% 和 70.0%，如表 3-4-9 所示，覆盖情况较好。表明重庆市对于已关注的传染病问题，重视了目标设置的可落实性，定量程度较高。

表 3-4-8 重庆市应关注传染病问题设置各级预防敏感且定量目标的问题占比（%）

三级预防级别	类型	应关注的问题数	2000 年	2020 年	提升	与适宜程度比值
一级预防	常见传染病	42	4.8	83.3	1 635.4	98.0
	疫苗可预防传染病	30	0	73.3	73.3*	86.2
	新发传染病	10	22.2	70.0	215.3	82.4
	其他传染病	2	0	50.0	50.0*	58.8

续表

三级预防级别	类型	应关注的问题数	2000年	2020年	提升	与适宜程度比值
一级预防	医源性感染	2	0	0	0*	0
	传染病预防与控制领域合计	53	3.8	67.9	1 686.8	79.9
二级预防	常见传染病	42	0	38.1	38.1*	44.8
	疫苗可预防传染病	30	0	23.3	23.3*	27.4
	新发传染病	10	0	30.0	30.0*	35.3
	其他传染病	2	0	50.0	50.0*	58.8
	医源性感染	2	0	0	0*	0
	传染病预防与控制领域合计	53	0	30.2	30.2*	35.3
三级预防	常见传染病	42	0	31.0	31.0*	36.5
	疫苗可预防传染病	30	0	23.3	23.3*	27.4
	新发传染病	10	0	30.0	30.0*	35.3
	其他传染病	2	0	50.0	50.0*	58.8
	医源性感染	2	0	0	0*	0
	传染病预防与控制领域合计	53	0	26.4	26.4*	31.1

* 注：因 2000 年值为 0，故采用差值替代。

表 3-4-9　重庆市已关注传染病问题设置一级预防定量目标的问题占比（%）

类型	设置一级预防定量目标的问题占比
常见传染病	83.3
疫苗可预防传染病	73.3
新发传染病	70.0
其他传染病	50.0
医源性感染	0
传染病预防与控制领域合计	67.9

2. 对定量敏感目标设置覆盖程度的初步量化

在应关注的传染病范围中，一级预防目标包含了敏感目标，目标设置较为符合公众健康需要，但少数传染病问题的目标还处于定性状态，未能量化和加以考核。总体而言，重庆市在已关注的传染病问题中一级预防敏感目标设置的覆盖程度为 79.2%，较 2000 年提升了 14.5%；一级预防敏感且定量目标设置的覆盖程度为67.9%，较2000年提升了1 686.8%。表明重庆市决策层所设置的防制目标比较能够体现公众健康需要，涉及的敏感目标较为广泛，但敏感且定量的目标覆盖范围还有待进一步提升。

3. 敏感且定量目标设置与健康结果间的关系

重庆市传染病防制领域敏感且定量目标设置的覆盖程度与健康结果之间呈现显著的负相关关系，相关系数为 -0.590（$P<0.05$），方程解释程度为83.9%，如表3-4-10、表3-4-11所示。表明了随着对敏感且定量目标设置覆盖程度的提升，政府将根据所设置的目标部署工作方向，引导服务提供的合理性、管理运行的完善性，并促进资源配置的合理性，在此基础上，明确各方职责，对目标加以落实，最终表现为防制效果的提升，传染病发病率降低。

表3-4-10　重庆市各级预防定量目标设置覆盖程度与健康结果相关性分析

内容	地区	相关系数	P
2004—2020年Spearman相关分析	重庆	−0.590	<0.05

表3-4-11　重庆市各级预防定量目标设置覆盖程度与健康结果单因素回归分析

项目	偏回归系数		标准化偏回归系数	t	P	R^2
	B	标准误				
各级预防敏感目标设置覆盖程度	−3.323	0.389	−0.916	−8.533	<0.01	0.839

4. 对敏感且定量目标设置程度的优化重点

重庆市应促进敏感且定量目标设置的全面覆盖。目标的定量可考核是一个地区传染病预防与控制工作落实到位的保障，在未来的防制工作中，重庆市应促进敏感且定量目标的全面设置，尤其应重视并健全医源性感染方面敏感且定量目标的设置。

（三）传染病预防与控制目标设置情况的初步量化

综合目标设置与公众需要匹配程度、科学合理程度的情况，可以初步量化目标设置的适宜程度。总体来看，2020年重庆市应关注传染病问题防制目标设置的适宜程度为48.2%，较2000年提升了99.2%，占适宜标准的56.7%，如表3-4-12所示。从类型别来看，常见传染病、疫苗可预防传染病、新发传染病的目标设置适宜程度相对较好，达到适宜标准的70.4%、62.4%、60.0%，而其他传染病、医源性感染仅达适宜标准的19.1%、2.1%，表明目标设置的适宜程度还需进一步提升，尤其是医源性感染和其他传染病类别。

表3-4-12　重庆市应关注传染病问题防制目标设置适宜程度（%）

类型	2000年	2020年	提升	与适宜程度比值
常见传染病	32.1	59.8	86.3	70.4
疫苗可预防传染病	30.2	53.0	75.5	62.4
新发传染病	21.8	50.9	133.5	60.0
其他传染病	0	16.2	16.2*	19.1
医源性感染	0	1.8	1.8*	2.1
传染病预防与控制领域合计	**24.2**	**48.2**	**99.2**	**56.7**

* 注：因2000年值为0，故采用差值替代。

随着目标设置适宜程度的提升，健康结果呈现改善趋势，且目标设置适宜程度与健康结果之间呈显著的负相关关系，相关系数为 –0.620（$P<0.05$），方程解释程度为83.1%，如表3-4-13、表3-4-14所示。表明了目标设置对体系运行的良性引导作用已经呈现。政府依据合理的目标可制定防制工作的方向，从而影响功能的设置和服务提供的质量。同时，随着目标设置合理程度的提升，其对资源配置、管理运行以及组织体系建设等的引导作用愈加紧密，最终综合作用于健康结果的改善。

表3-4-13　重庆市目标设置适宜程度与健康结果相关性分析

内容	地区	相关系数	P
2004—2020年Spearman相关分析	重庆	–0.620	<0.05

表3-4-14　重庆市各级预防敏感目标设置覆盖程度与健康结果单因素回归分析

项目	偏回归系数		标准化偏回归系数	t	P	R^2
	B	标准误				
各级预防敏感目标设置覆盖程度	–5.141	0.594	–0.918	–8.652	<0.01	0.831

综合各个字段、指标、定位后得到重庆市目标设置合理程度，符合卫生系统宏观模型"子模—概念／定位—指标"的逻辑性；以公开渠道（如政府网站、

专业公共卫生机构网站、文献数据库等）获取评价资料，并进行系统的收集，不依赖于政府部门、专业机构的填报数据，评价具有可操作性和可信度；通过与适宜标准之间的对比，结果具有可比性；通过分析，重庆市各级目标设置的覆盖程度、敏感且定量目标设置的覆盖程度和目标设置合理程度与传染病发病率之间存在负相关，表明结果能够在一定程度上反映现实状况，评价具有科学性；因此，运用"适宜公共卫生体系评价标准"对目标设置合理程度进行量化评价的结果具备逻辑性、可比性、科学性和可操作性。

二、传染病预防与控制效果的适宜程度

基于研究文献，获取研究者对传染病预防与控制领域效果的相关评价和论述，以此作为判断预防控制效果的依据。结果显示，认为重庆市传染病预防与控制效果显著、效果明显的研究者分别占 12.0%、36.0%，如表 3-4-15 所示。例如有研究者认为"2010—2012 年重庆市每年报告疟疾病例数呈逐年下降趋势"；另有研究者认为"重庆市人群寄生虫感染率呈明显下降趋势"。但也有 8.0% 的研究者认为重庆市传染病预防与控制效果较差，此外，分别有 20.0% 和 24.0% 的研究者认为有一定效果和效果不明显。总体上，重庆市传染病预防与控制效果的平均效果程度评分为 3.24，据此估算其适宜程度达到适宜标准的 75.3%，表明重庆市传染病预防与控制工作的效果总体良好。

表 3-4-15　重庆市传染病预防与控制效果测算

		构成比 /%
效果程度判断	效果很差	0
	效果较差	8.0
	效果不明显	24.0
	有一定效果	20.0
	效果明显	36.0
	效果显著	12.0
	合计	100.0
	平均效果程度评分	3.24
	适宜程度与适宜标准比值（%）	75.3

注：0 分表示效果很差，5 分表示效果显著。

第五节　传染病预防与控制体系总体适宜程度

一、重庆市传染病预防与控制体系理论适宜程度

综合 4 个层面 8 个要素的量化探索，得到 2020 年重庆市传染病预防与控制体系的理论适宜程度为适宜标准的 45.3%。与 2000 年比较可知，理论适宜程度的提升幅度为 125.4%，如表 3-5-1 所示。5 个传染病类型别也都有不同幅度的提升，其中提升最显著的是新发传染病，提升幅度为 184.0%，其次是常见传染病，2020 年理论适宜程度较 2000 年提升了 101.1%，而医源性感染最差，仅为 14.0%，如表 3-5-2 所示。

聚焦 8 个要素分析，社会环境对传染病体系支撑程度的适宜程度最高，为适宜标准的 67.3%；其次是把控自然等因素对健康影响程度，达到适宜标准的 59.3%；但在管理运行的完善程度和把握具体健康需要的水平方面，还存在许多薄弱环节，仅为适宜标准的 40.8% 和 45.8%。

表 3-5-1　重庆市传染病预防与控制体系的理论适宜程度 (%)

指标	2000 年	2020 年	提升	与适宜程度比值
理论估算的适宜程度	**20.1**	**45.3**	**125.4**	**53.3**
其中：关注公众健康需要的程度	24.2	48.2	99.2	56.7
把握具体健康需要的水平	4.7	38.9	727.7	45.8
组织体系的完善程度	31.7	46.7	47.3	54.9
功能服务的健全程度	25.1	43.9	74.9	51.6
资源配置的适宜程度	21.8	41.4	89.9	48.7
管理运行的完善程度	8.39	34.7	313.6	40.8
把控自然等因素对健康影响程度	27.0	50.4	86.7	59.3
社会环境对传染病体系支撑程度	13.4	57.2	326.9	67.3

表 3-5-2　2000—2020 年重庆市传染病领域各类型别理论适宜程度 (%)

类型	2000 年	2020 年	提升幅度
常见传染病	26.2	52.7	101.1
疫苗可预防传染病	25.0	49.7	98.8
新发传染病	17.5	49.7	184.0
其他传染病	0	18.9	18.9*
医源性感染	0	14.0	14.0*

类型	2000年	2020年	提升幅度
传染病预防与控制领域合计	20.1	45.3	125.4

* 注：因 2000 年值为 0，故采用差值替代。

二、传染病预防与控制体系运行的主要优势与待完善之处

根据以上 4 个层面对重庆市传染病预防与控制体系的现状分析，对体系运行的主要优势与薄弱环节进行梳理，共梳理出 14 个优势和 7 个存在的主要问题。

（一）重庆市传染病预防与控制体系优势梳理

1. 宏观环境层的主要优势

（1）优势 1：广泛关注传染病问题。高度重视传染病预防与控制的氛围已形成，此基础上在对应关注的 53 个传染病问题方面，重庆关注了 49 个，覆盖范围达到 92.5%，已达到适宜标准。

（2）优势 2：具备积极的政策环境。重庆于 2017 年发布《"健康重庆 2030"规划》，首次将健康纳入到优先战略，此外，健康战略中"加强人才队伍建设""加大健康领域的投入"等理念初步体现了资源的优先配置，包括传染病预防与控制在内的公共卫生体系发展的理念、思路、目标业已明确。健康战略的优先程度达到适宜标准的 65.0%。

（3）优势 3：初步具备良好的法律基础。在国家宪法、法律的框架下，重庆市进一步完善和丰富了法规与规范性文件，完备程度为 52.0%。重庆市在 2000 年之前也发布了地方规范性文件，对传染病预防与控制工作的目的、地位、机构类型和职责职权等均有所提及，截至 2020 年，法规、规范性文件内容齐全程度为 66.7%。

2. 体系运行结构层的主要优势

（1）优势 4：信息系统建设已具备规模。国家自 20 世纪 50 年代起就已构建了国家—省—地市—县—乡镇五级疾病预防控制网络，2004 年国家疾病预防控制中心建成了网络直报系统，由此实现了法定传染病病例的实时报告，在此基础上先后建立了多个专病管理信息系统，建成了全球最大规模的传染病监测网络系统。较为完善的监测系统极大地缩短了传染病信息获得的时间，收集信

息的广泛度较高。重庆市监测系统覆盖已关注传染病的占比达到 92.5%，信息收集的程度已达到适宜标准。

（2）优势 5：组织架构广泛覆盖各类部门。重庆市传染病预防与控制领域组织架构对业务主管部门、专业机构等业务部门的覆盖范围达到了 83.8%，已达到了适宜标准的 98.7%，业务部门组织架构基本健全。其他部门广泛参与防制工作，在组织架构应覆盖的教育部门、农业部门、检验检疫部门、交通运输部门等 13 类其他部门中，重庆市覆盖范围达到适宜标准的 86.6%。最终核算重庆市传染病预防与控制组织架构覆盖各类部门的范围达到适宜标准的 83.3%。

（3）优势 6：业务部门职责基本清晰可考核。重庆市组织体系包括业务部门、关键支撑部门和其他部门，职责提及程度分别为 88.5%、27.9% 和 64.9%。其中，业务部门的职责分工较为清晰，可考核程度较高，在 4 类职责应可考核的业务部门中，职责可考核的平均部门数为 2.4，职责清晰可考核程度为适宜标准的 60.0%。

（4）优势 7：管理监控机制建设得到重视。传染病内容形式覆盖较为完备，所发布的政策文件基本覆盖目标、任务措施、服务流程、操作规范、技术标准等内容，在 25 类应覆盖的内容形式中，重庆市已平均覆盖了 19.8 项内容，有利于目标的一致性和行动的统一性。政策文件层级保障了权威性，传染病预防与控制领域已基本形成法律文件—政府发布文件—多部门联合发布文件—主管部门发布文件—专业公共卫生机构发布文件的层级分布，发布层级权威程度占适宜标准的 83.7%，与适宜标准的比值达到 98.5%。

（5）优势 8：中长期规划设置情况良好。重庆市针对应关注的 53 个传染病问题，已有 39 个问题发布了相应的中长期目标，关注了公众传染病预防与控制的健康需要，覆盖程度达到适宜标准 73.6%。

（6）优势 9：激励机制覆盖业务部门程度较好。健全的激励机制应做到清晰地规定激励条件，包括激励的主题、手段、对象、目的与过程，并量化激励的过程与手段。重庆市传染病预防与控制激励机制覆盖专业机构、主管部门等业务部门的范围达到适宜标准的 84.1%。

（7）优势 10：筹资与补偿机制较为健全。传染病预防与控制服务属于公共产品，原则上理应由政府提供，政府应发挥筹资的主导作用。重庆市在传染病预防与控制领域主导筹资的明确程度达到适宜程度的 79.2%，筹资与补偿机制的可落实程度为 100%，说明财力保障部门的职责清晰并能量化考核。

3. 体系运行过程层的主要优势

（1）优势 11：功能服务基本实现覆盖。传染病预防与控制领域应提供服务的问题数为 53 个，在传染病预防与控制领域应该关注的问题中，2020 年重庆发布识别应关注传染病问题本地状况及影响因素信息的问题有 49 个，占比为 92.4%。此外，传染病预防与控制服务基本覆盖各级预防，功能服务与公众需要匹配程度达到适宜标准的 56.0%。

（2）优势 12：政府等各方重视发布健康信息。自《中华人民共和国传染病防治法》颁布以来，重庆市政府、专业机构能够定期发布传染病问题发病率、死亡率等敏感指标信息；研究机构也表现出了发布公众传染病预防与控制敏感信息的持续热度，文献中多提及发病率等公众一级预防敏感信息。公众健康敏感信息的发布表明了政府等各方对公众健康需要识别的高度重视，最终识别公众需要的权威程度达到适宜标准的 64.4%。

（4）优势 13：具备识别公众需要的及时性。基于"传染病网络直报系统"，政府与专业机构基本能够做到对健康信息的及时更新。重庆市总体识别公众需要的及时程度占适宜标准的 61.8%。

4. 体系运行结果层的主要优势

优势 14：目标设置充分体现"预防为主"。"预防为主"一直是传染病预防与控制工作的方向，重庆针对防制工作目标的设置已充分体现了这一方向。重庆市传染病预防与控制领域对防制目标的设置基本覆盖了一级预防，对已关注的传染病问题覆盖一级预防的范围达到 83.0%。敏感目标设置实现了一级预防的基本覆盖，在纳入关注的传染病问题中，一级预防敏感目标覆盖的问题占比均达到 79.2%。所设置的防制目标可落实程度较高，在应关注的 53 个传染病问题中，设置一级预防敏感且定量目标的占比为适宜标准的 67.9%。

（二）重庆市传染病预防与控制体系存在的不足之处

（1）问题 1：社会环境支撑作用还需提升。政策方面，各方尤其是关键支撑部门职责不明确导致健康战略落实受阻，相关配套政策未能及时跟进。政策环境的支撑作用为适宜标准的 48.7%。法律方面，对关键支撑部门的刚性约束力不强，没有提及人事保障部门、财力保障部门等关键支撑部门的相关罚则。经济方面，资源保障部门职责不明确导致资源优先配置难以落地。文化方面，协同支持传染病预防与控制工作的氛围仍需提升。

（2）问题2：关键支撑部门职责需进一步明确。业务部门职责清晰可考核的情况较好，但关键支撑部门以及其他部门的职责多难以考核，其中4类关键支撑部门职责可考核的占比仅为7.5%，13类其他支撑部门职责可考核的占比也仅为6.9%。

（3）问题3：常规工作协调能力不足。对比重大问题的高效率协调，常规工作存在协调效率低的现象。目前重庆市传染病预防与控制常规工作对业务部门统筹协调能力较好，但未能对政策、财力、人事等关键支撑部门予以协调，且能够协调其他部门的程度有限，最终统筹协调程度仅为适宜标准的39.2%。

（4）问题4：资源配置需进一步优化。人力资源方面，仍呈现结构不合理、素质不高的现状，且有效激励不足，薪酬水平仍处于弱势；人员工作胜任能力和有效激励的适宜程度分别为适宜标准的47.1%和56.5%。物力资源方面，设施设备未做到及时更新，适宜程度为适宜标准的35.3%。财力资源方面，财力资源稳定增长机制欠健全，财力资源配置的整体适宜程度仅为适宜标准的59.3%。

（5）问题5：服务利用不公平问题仍存在。重庆市卫生资源配置存在地区不公平且结构不合理的情况，多数医疗卫生资源集中在社会经济较发达的地区，而社会经济相对落后地区的居民卫生资源可及性较低。重庆市传染病防制服务利用对流动人口等而言仍欠缺公平性，与本地常住人口相比，外来流动人口疫苗接种率等明显较低，部分二类疫苗的高价格阻碍了低收入老年人群的接种，造成了事实上的不平等，服务利用的不公平问题仍然存在。

（6）问题6：目标的动态调整性不强。重庆市根据公众传染病预防与控制需要的变化对目标设置的调整应对不足，并未根据公众健康需要的变化及时对目标的设置进行调整，目标的动态调整程度仅为适宜标准的19.9%，目标与公众需要间的不匹配将有碍服务的有效提供以及传染病的防制效果。

（7）问题7：信息充分利用仍是难点。传染病预防与控制领域已建立了较为完善的疾病监测系统，但发挥的作用仍不足，存在监测数据未充分挖掘利用、有数据少分析的现象，此外各类监测系统标准框架不一，仍存在信息共享受阻的困境，一定程度上也限制了数据的分析和利用，最终传染病预测预警、后续开展应急处置、进行干预效果评估等程度较低，仅为适宜标准的 36.5%、0 和 34.4%。

上述优势与主要问题如表 3-5-3 所示。

表 3-5-3　重庆市传染病预防与控制体系评价定位表

框架	要素	要素值 /%	定位	定位值 /%
宏观环境层	1. 社会环境的支撑程度	57.2		
	1.1 政治对体系的决定程度	55.4	1.1.1 健康战略：把健康作为国家（地区）的优先发展战略	68.0
			1.1.2 规范引导：将优先发展战略落实为一系列可操作的法律、法规、政策、规划和措施等，起到规范和引导效应	78.7
			1.1.3 职责明确：相关部门、专业机构及其他组织等依据优先战略划分职责任务	21.4
			1.1.4 任务落实：各方围绕公众健康目标，各司其职、协作配合，健康优先战略及其任务得以落实	80.0
			1.1.5 考核评估：将公共卫生体系运行效果纳入政府的考核评价体系，并作为各相关方业绩考评的重要依据	20.0
	1.2 法律对体系的保障程度	67.5	1.2.1 法规完备：法律规制应覆盖子体系、相关部门、专业机构及其他组织等	52.0
			1.2.2 地位法定：以法律的形式明确规定体系的地位、目标、行为规范和各方的权责关系等	96.3
			1.2.3 刚性约束：对体系各相关方行为均具有约束力，能够促使相关部门、专业机构等有效落实规定和要求	55.6
			1.2.4 完善措施：能主动弥补相关法律规制的欠缺，针对特定区域、特定问题和特定需要因地制宜开展完善性补充	66.7

续表

框架	要素	要素值 /%	定位	定位值 /%
宏观环境层			1.3.1 健康优先战略具有优先的制度保障的资源配置	37.5
			1.3.2 围绕健康优先战略落实的公众健康相关政策、规划和措施,优先配置相应的资源	75.0
	1.3 经济对体系的支撑程度	61.8	1.3.3 根据职责分工,优先保证相关部门、专业机构、其他组织等履行职能所需的资源投入	16.7
			1.3.4 根据落实情况与政府考核评价结果,对相关部门、专业机构、其他组织等给予相应的奖励或惩罚	40.0
	1.4 文化对体系的引领程度	41.4	1.4.1 与时俱进地掌握公共卫生相关学科理论和技术方法,并能够转化为实践应用	11.2
			1.4.2 社会各方尤其是政府以及相关部门的决策和执行者,广泛认可公共卫生的价值	40.7
			1.4.3 形成公众参与、共建共享的健康价值观和社会氛围,以促进健康素养的提升	54.6
结构层	2. 资源配置的适宜程度	35.9		
	2.1 人力资源的适宜程度	44.0	2.1.1 规模适宜:相关部门、专业机构的人员数量能够满足工作任务开展的需要	44.4
			2.1.2 能力胜任:人员结构和素质能够支撑专业工作的需要	40.0
			2.1.3 激励有效:具有确保人员积极性和稳定性的有效激励机制,不断提升工作能力	48.0
	2.2 财力资源的适宜程度	50.4	2.2.1 政府负责:确立公众健康优先的筹资渠道	52.0
			2.2.2 投入适宜:投入足以维持相关部门、专业机构等的有效运行	40.0
			2.2.3 稳定增长:适宜投入基础上,具有制度保障的稳定增长	60.0

续表

框架	要素	要素值 /%	定位	定位值 /%
结构层	2.3 物力资源的适宜程度	44.4	2.3.1 数量适宜：设施、设备和物资的数量能够保障工作任务落实，重点领域的专业设备配置适度超前	53.3
			2.3.2 品种齐全：设施、设备和物资的种类与结构能够保障功能实现	53.3
			2.3.3 质量保证：设施、设备和物资符合标准要求并维护良好	36.0
			2.3.4 更新及时：具有折旧更新制度，保障物力提供的可持续性	30.0
	2.4 信息资源的适宜程度	42.1	2.4.1 广泛收集：收集各类公众健康相关信息，建有覆盖相关部门、专业机构和其他组织等的信息系统	74.7
			2.4.2 有效利用：能实时分析利用各类信息，及时准确把握公众的健康需要与变化，提供预测与预警，支撑快速反应和科学决策	13.5
			2.4.3 互联共享：相关信息能够在政府、相关部门、专业机构和其他组织间跨部门、跨领域交流共享	40.3
	3. 组织体系的完善程度	31.7	3.1.1 体系内部的组织架构完备：包含不同层级的政府及相关部门、专业机构、其他组织等	68.4
			3.1.2 具有权威的统一协调机构：能以计划、行政、监督、指导等手段，统筹协调不同子体、相关部门与专业机构等有效发挥作用	8.8
			3.1.3 各方职责明确：子体系、政府及相关部门、专业机构等任务清晰、权责明确，避免职能交叉、重叠	39.3
	4. 管理运行的完善程度	34.7		
		34.7	4.1.1 针对体系及子体系，具有完善的管理和监控机制	37.6

续表

框架	要素	要素值 /%	定位	定位值 /%
结构层	4.1 管理与监控机制健全程度	34.7	4.1.2 管理与监控机制具有权威与实效，并具有强有力的技术与专业支撑	48.4
			4.1.3 管理与监控机制能够有效落实，能够严格约束与切实影响相关方的行为	17.7
	4.2 计划与评价机制健全程度	40.8	4.2.1 具有围绕公众健康的中长期发展战略，子体系及其相关部门、专业机构等围绕其制定相应计划	73.6
			4.2.2 发展战略和各类计划关注重点问题与重点人群	28.8
			4.2.3 评价指标体系以公众健康为导向，必须纳入主要健康状况指标	27.4
			4.2.4 子体系及其相关部门、专业机构等能够有效落实发展战略与计划，执行评价标准	34.1
	4.3 筹资与补偿机制健全程度	44.1	4.3.1 具有投入适宜、保障有力并稳定增长的筹资与补偿机制	27.6
			4.3.2 对政府作为筹资与补偿主导者的地位具有制度规范和刚性约束力	53.1
			4.3.3 相关部门能够有效执行筹资与补偿机制规定，无违背和不符合补偿原则的现象	54.5
	4.4 协调与持续机制健全程度	16.1	4.4.1 具有统筹协调公共卫生体系与其他体系、子体系之间、子体系内部的机制	6.1
			4.4.2 具有以公众健康目标实现程度为导向的机构和人员激励机制	31.2
			4.4.3 协调机制与激励机制等具有权威性	8.8
			4.4.4 机制切实执行与落实，实现政府主导，相关部门、专业机构、其他组织等各尽其责、协作联动	19.2

续表

框架	要素	要素值 /%	定位	定位值 /%
过程层	5. 功能服务的健全程度	43.9	5.1.1 功能健全且满足需要：覆盖公众健康的主要方面，且有相应的子体系承担	47.6
			5.1.2 公平可及并兼顾效率：确保城乡、不同族群、不同区域、不同收入人群，以及妇女、儿童、老年人口、流动人口等人群获得服务的公平性，并最大程度确保服务对象能够方便、快捷地获得服务，在满足公平的前提下，兼顾效率，即追求高效率的公平	40.0
	6. 把握公众需要的程度	38.9	6.1.1 准确识别：系统收集并正确把握公众健康需要	54.7
			6.1.2 科学决策：针对公众需要制定发展战略、做出科学决策	53.4
			6.1.3 动态调整：根据公众健康需要适时动态调整相应功能，提供适宜服务，最大程度满足公众需要，尤其关注重点人群和解决重点问题的需要	16.9
	7. 自然因素的把控程度	14.5	7.1.1 风险监测：建立健全风险因素的监测网络，识别主要风险因素，掌握本底情况、作用规律及危害程度	39.1
			7.1.2 风险预警：具备对主要风险变化及趋势的及时预测预警能力	3.1
			7.1.3 风险防控：及时采取降低和消除主要健康风险的有效干预和控制措施	19.6
			7.1.4 应急响应：具有完善的应急处置和救援体系，能够有效应对风险爆发	2.7
			7.1.5 效果评估：建立干预控制效果的评估机制	2.9

续表

框架	要素	要素值/%	定位	定位值/%
结果层	8. 关注公众需要的程度	48.2	8.1.1 目标一致：子体系及其相关部门、专业机构和社会组织，均能以保障公众健康、促进社会发展为统一目标和发展方向，比如疾病预防控制和医疗服务等子体系应该以不生病、少生病等为共同目标	39.3
			8.1.2 分工明确：各子体系及其相关部门、专业机构等，依据共同目标清晰地演化出相应的职责和任务	39.3
			8.1.3 科学合理：目标的设置因地制宜，在适宜的基础上充分体现努力方向和先进性	53.0
			8.1.4 需要导向：广泛体现公众健康需要，适时扩大服务覆盖范围	65.8

第四章 重庆市传染病预防与控制体系运行根源性问题探索

第一节 重庆市传染病预防与控制体系的根源性问题

一、主要薄弱环节的归因

通过对重庆市传染病预防与控制体系的薄弱环节梳理，得到目前存在 7 大主要问题，将这些薄弱环节具体拆分汇总列表如 4-1-1 所示。

表 4-1-1 重庆市传染病预防与控制体系薄弱环节梳理

要素	子要素	薄弱环节
社会环境	政策环境	各方尤其是关键支撑部门职责不明确不可考核导致健康战略落实受阻
	法律环境	法律体系建设完善程度不高，法律对关键支撑部门刚性约束力不足
	经济环境	资源优先配置的制度保障缺失，资源保障部门职责不明确导致资源优先配置难以落地
	文化环境	不能与时俱进地掌握公共卫生相关学科理论和技术方法，并转化为实践应用
资源配置	人力资源	人员结构和素质不能支撑专业工作的需要
	物力资源	物力设施设备质量无法保证，更新不及时
	财力资源	欠缺财力稳定增长的投入与补偿机制
	信息资源	信息整合与共享仍未完全突破
组织体系		常规工作统筹协调能力弱、权威性不足；关键支撑部门和其他部门职责不清晰不可考核
管理运行	管理与监控机制	监控考核不足，职责难以有效落实
	计划与评价机制	中长期目标未设置以健康为导向的评价指标
	筹资与补偿机制	财力保障部门职责不明确，经费投入增长机制无量化标准
	协调与激励机制	激励机制覆盖不全，协调与激励机制难以有效落实
功能服务		服务公平性仍未完全解决
公众需要		根据需要动态调整目标的程度不足
环境因素		预防预警、应急处置、干预效果评估较差

重庆市传染病预防与控制体系的发展中虽然有许多薄弱环节，但不同问题之间并不是孤立的，而是相互关联的。以下将根据卫生系统宏观模型的运作规律，对各个薄弱环节之间的相互关系进行梳理，从而找出影响重庆市建设适宜公共卫生体系的根源问题。

最直接的影响表现在社会经济的支撑作用方面，尽管《"健康重庆2030"规划》中明确提出"加强人才队伍建设""建立健全人才激励机制""加大政府投入力度，强化支持引导"等资源优先配置的要求，但由于人力部门和财政部门的职责不清晰且不可以考核，亦未见发布相应的配套文件落实，导致了传染病预防与控制工作的人力资源配置存在短板、对传染病预防与控制投入总量及增长幅度不明确等。而各部门的职责分工不清，尤其是支撑部门的职责不清晰不可考核，也影响了社会各方协同支撑传染病预防与控制工作开展的氛围尚未形成（适宜程度仅为40.7%）。

根据卫生系统宏观模型的运作规律——外部子模对内部子模起着决定性作用，意味着内部环境受到外部环境的制约，缺少清晰可考核的职责分工的大环境，将直接影响体系内部的运行。

传染病预防与控制体系资源配置、组织体系和管理运行机制的完善程度受外环境的最直接影响。资源配置是严重受影响的要素。前述提及的人力、财力部门的职责不清晰、难以考核，带来了当前传染病预防与控制中人力、物力等资源配置存在缺陷。由于人事保障部门未能明确并落实相应的投入职责，当前传染病预防与控制体系存在人力胜任力不足（适宜程度为47.1%）、有效激励欠缺（适宜程度为56.5%）的状况；就物力资源而言，它是资金投入的物化表现，缺少财力部门的职责落实，造成了设施设备质量无法保障（适宜程度为42.4%），未能做到及时更新（适宜程度为35.3%）。

组织体系中常规工作的协调同样受到了影响。传染病组织架构虽较为齐全，但在常规工作开展中，仅业务部门的部门职责相对清晰（职责清晰的部门占比为60.0%），能够统筹协调，而支撑部门由于职责均不清晰不可考（4个关键支撑部门中，平均仅7.5%的部门职责可考核；13个其他支撑部门中，平均仅6.9%的部门职责可考核），造成了常规工作开展时可能出现互相推诿或不配合的现象。尽管在遇到重大传染病问题时，通过政府干预可以实现统筹协调，暂时弥补支撑部门职责不明的缺陷，但常规工作的协调与落实仍有较大欠缺。

体系管理运行机制的设置也受到了影响，主要表现在：①管理与监控机制难以落实，各方职责有待进一步明确，尤其是关键支撑部门职责落实状况的考核主体缺失（传染病应覆盖的 4 个关键支撑部门，重庆平均仅覆盖了 0.3 个），其他支撑部门考核主体不明，直接影响了对职责落实状况的考核；②评价机制难以落实，可落实程度仅为 34.1%，人力、财力等关键支撑部门均无相应的考核指标；③激励机制覆盖还存在不足（协调机制覆盖部门数仅为 0.78 个，覆盖范围仅为 6.13%），由于关键支撑部门、其他支撑部门的职责不清晰也不可考核，导致针对他们的激励机制也无法实施。

处于结构子模中的资源配置、组织架构、管理运行三个要素受到职责分工不清晰不可考核的影响，适宜程度较低，遵循"结构—过程—结果"的逻辑链，直接影响了后续的服务提供，并最终影响系统结果和健康结果。表现为：①服务提供不公平的问题尚未完全解决（适宜程度为 47.1%）；②对风险因素的把控程度尤其不足（适宜程度仅为 14.5%）；③未能根据公众传染病预防与控制需要及时调整防制目标的设置（动态调整的适宜程度仅为 16.9%）。主要薄弱环节的逻辑关系如图 4-1-1 所示。

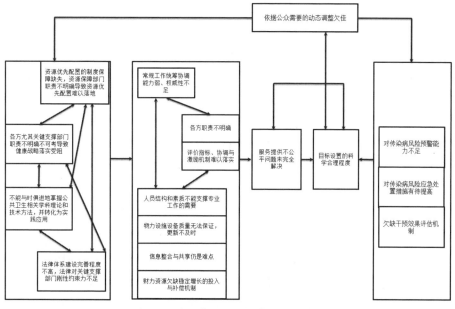

图 4-1-1　主要薄弱环节的逻辑关系示意图

根据上述逻辑关系梳理，当关键支撑部门的职责明确可落实时，会带来社会环境支撑作用的改变，例如人力保障部门落实人才队伍的强化建设、财政保障部门加大对传染病预防与控制领域的投入，完善资源优先配置的要求和效果等，从而演化为资源配置的完善、组织体系职责的明确可考核以及管理运行机制的改善等。

其他部门职责清晰可考核则可带来健康环境整体氛围的提升，减少多部门在防制工作开展中的推诿与不可协调现象的发生，共同致力于职责的落实和防制效果的提升。

业务部门在目前职责已基本清晰的基础上，若能完全落实职责分工，则可带来服务提供的改善，不公平问题随之可得到解决，同时政府等部门可充分地对公众传染病预防与控制需要进行把握，反作用于目标设置的调整和完善，加之信息共享程度的提升、监测信息的充分利用，最终带来防制薄弱环节的改善。

薄弱环节的归因如图 4-1-2 所示。

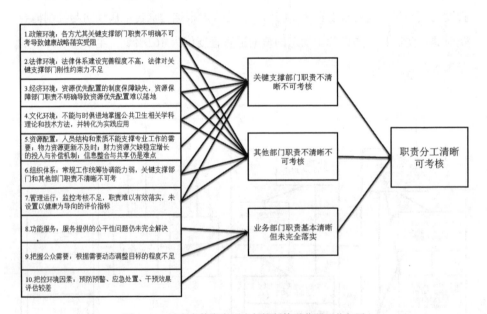

图 4-1-2　重庆市传染病预防与控制体系薄弱环节归因

通过以上分析可以看出，当前重庆市传染病预防与控制体系存在的主要薄弱环节均受到关键支撑部门职责不清晰、不可考核的直接或间接影响，直接影响了对协同支持传染病预防与控制工作氛围的形成、人力等资源配置的适宜程度、常规工作的有效协调和内部管理运行机制的理顺，从而间接造成了服务提供的公平性不高、疾病监测预警能力薄弱以及体系预防控制的工作效果不佳。因此，在职责上"业务部门清晰，支撑部门职责模糊难落实"，由此演生出的逻辑相关的系列问题影响最大，这是重庆市建设适宜传染病预防与控制体系首先应该解决的问题。

二、薄弱环节的作用机制

依据卫生系统宏观模型的运作规律，社会环境能够对资源配置、组织体系和管理运行三个要素产生影响，同时资源配置、组织体系和管理运行三要素间均存在相互影响关系；资源配置、组织体系和管理运行也能够对功能服务产生影响，进而最终作用于结果层的健康结果与系统结果；此外公众需要与功能服务以及环境因素间均存在相互影响关系。就体系整体的运转而言，理论适宜程度不同于防制效果，它是 8 个要素适宜与否的直观体现，任何一个要素的改变均会直接影响整体适宜程度的改变，因此可以认为，理论适宜程度与 8 个要素存在直接相关的关系。

运用路径分析法对这些薄弱环节具体影响传染病防制体系适宜程度的路径进行模拟，经方差最大化正交旋转后，共提取 6 个主成分，根据各主成分内所含变量的条目意义，分别命名为社会环境问题的完善（包括 4 个条目）、资源配置问题的完善（包括 4 个条目）、组织与管理问题的完善（包括 4 个条目）、把控环境因素能力的提升（包括 3 个条目）、服务提供公平性的提升、根据需要动态调整的改善。各主成分的方差变异对累计贡献率均高于 70.0%，表明各项指标无异常。

根据所提取的主成分以及相关薄弱环节与适宜程度在卫生系统宏观模型中的作用，对影响作用进行假设，并绘制假设模型图，如图 4-1-3 所示，具体假设为：

H1：社会环境薄弱环节的完善对整体理论适宜程度正向影响；

H2：资源配置薄弱环节的改善对整体理论适宜程度正向影响；

H3：组织与管理运行薄弱环节的提升对整体理论适宜程度正向影响；

H4：服务提供公平性的提升对整体理论适宜程度正向影响；

H5：根据公众需要动态调整目标设置程度的改善对整体理论适宜程度正向

影响；

  H6：把控环境因素能力的提升对整体理论适宜程度正向影响；

  H7：社会环境薄弱环节的完善正向作用于资源配置薄弱环节的提升；

  H8：社会环境薄弱环节的完善正向作用于组织与管理运行薄弱环境的改善；

  H9：社会环境薄弱环节的完善正向作用于公众需要动态调整的改善；

  H10：资源配置薄弱环节的提升正向作用于服务提供公平性的提升；

  H11：组织与管理运行薄弱环节的完善正向作用于服务提供公平性的提升；

  H12：资源配置薄弱环节的提升与组织管理薄弱环节的改善正相关；

  H13：服务提供公平性的提升与公众需要动态调整的改善正相关；

  H14：公众需要动态调整的改善与把控环境因素能力的提升正相关。

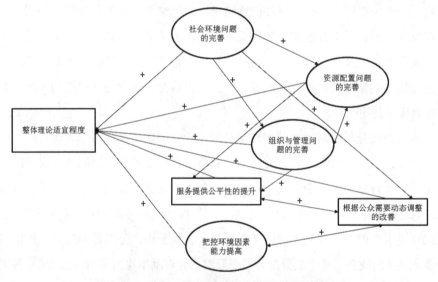

图 4-1-3 薄弱环节对适宜程度的作用机制假设模型图

  采用多元线性逐步回归分析以及 Pearson 相关分析的方法，对上述假设模型进行检验，以探究传染病防制体系整体适宜程度的主要影响因素。

  首先对整体适宜程度的影响因素进行探究（H1~H6 的验证），以整体适宜程度为因变量，所提取的 4 个主成分以及服务提供公平性提升、根据公众需要动态调整目标程度的改善为自变量，识别所有自变量均对整体适宜程度产生影响，其中社会环境问题的改善与实际情况不相符合，故剔除，如表 4-1-2 所示。

表 4-1-2　传染病防制体系整体理论适宜程度影响因素回归分析

模型	偏回归系数		标准化偏回归系数	t	P	共线性统计量	
	B	标准误				Tolerance	VIF
社会环境问题的改善	−0.034	0.004	−0.431	−7.792	<0.001	0.803	1.245
组织与管理问题的完善	0.040	0.003	0.517	8.048	<0.001	0.911	1.245
把控环境因素能力的提高	0.030	0.004	0.383	12.424	<0.001	0.864	1.157
资源配置问题的完善	0.115	0.003	0.396	2.637	<0.001	0.447	2.237
服务公平性的提升	0.089	0.038	0.305	3.343	<0.05	0.666	1.501
根据需要动态调整的改善	0.014	0.007 38	0.182	2.038	<0.001	0.474	2.109
常量	5.643	0.042	—	1.454	<0.001	—	—

注：R^2 =0.984；− 表示无数据。

然后进行 H7~H9 的验证，分别以资源配置问题改善、组织与管理问题完善、根据公众需要动态调整目标程度改善为因变量，探究社会环境问题的改善对其的影响。回归分析显示社会环境问题的改善与根据公众需要动态调整目标程度改善不存在影响关系（P>0.05），与资源配置问题改善、组织与管理问题完善分别存在正向影响（P<0.05），如表 4-1-3、表 4-1-4 所示。

表 4-1-3　社会环境问题的改善与资源配置问题改善的影响分析

项目	偏回归系数		标准化偏回归系数	t	P
	B	标准误			
社会环境问题的改善	0.372	0.049	0.865	7.527	<0.001

表 4-1-4　社会环境问题的改善与组织与管理问题完善的影响分析

项目	偏回归系数		标准化偏回归系数	t	P
	B	标准误			
社会环境问题的改善	0.266	0.061	0.591	4.335	<0.001

最后以服务提供公平性的提升为因变量，探究资源配置问题的完善和组织

管理问题的完善对其的影响作用（H10~H11 的验证）。回归分析显示二者分别存在正向影响（$P<0.05$），如表 4-1-5 所示。

表 4-1-5　服务提供公平性的影响因素分析

项目	偏回归系数		标准化偏回归系数	t	P
	B	标准误			
资源配置问题的改善	0.980	0.108	0.902	9.085	<0.001
社会环境问题的改善	0.969	0.143	0.830	5.480	<0.001

对 H12~H14 假设进行验证，相关分析结果如表 4-1-6 所示，资源配置问题的改善与组织与管理问题的改善间存在正相关关系（相关系数 0.906），服务提供公平性提升与根据公众需要动态调整目标程度的改善间存在正向相关关系（相关系数 0.725），把控环境因素能力提升与根据公众需要动态调整目标的改善间存在正向相关关系（相关系数 0.616）。

表 4-1-6　相关分析结果

内容	相关系数	P
资源配置问题的改善 <——> 组织与管理问题的改善	0.906	<0.001
服务提供公平性提升 <——> 根据公众需要动态调整改善	0.725	<0.001
把控环境因素能力提升 <——> 根据需要动态调整改善	0.616	<0.003

根据上述分析可知，组织与管理薄弱环节的完善对整体理论适宜程度的影响最大，其次为资源配置薄弱环节的改善，由此可认为组织与管理问题完善中的相关因素，如职责分工的明确、监控考核的改善等会带来传染病防制体系的显著提升。此外假设模型中的社会因素薄弱环节的改善未表现出显著的影响，主要原因是健康战略颁布的时间较短，健康优先的氛围刚刚形成，随着配套政策的跟进以及相关职责的明晰，所带来的提升与完善会逐渐对传染病防制体系产生正向影响，具体路径分析如图 4-1-4 所示。

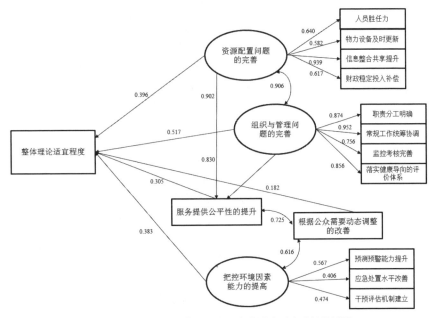

图 4-1-4　传染病防制体系适宜程度的影响因素路径分析图

三、重庆市传染病预防与控制体系建设达到适宜标准的突破

上述薄弱环节的梳理归因及其作用机制的研究表明，职责分工的清晰与否以及是否可考核影响着整个传染病预防与控制体系的成效。2016 年中共中央、国务院印发了《"健康中国 2030"规划纲要》，2017 年党的十九大明确提出"实施健康中国战略"，重庆市委、市政府也出台了《"健康重庆 2030"规划》《健康中国重庆行动实施方案》，表明了政府对健康的高度重视。借此契机，若能明确各部门职责分工并落实到位，尤其确保财政、人力、政策保障等关键支撑部门的职责清晰可考，有望取得"纲举目张"的效果，成为重庆市建设适宜传染病预防与控制体系、实施健康中国战略的突破口。

若能做到明确业务、支撑各部门的职责分工并确保可以考核，重庆市传染病预防与控制体系应能达成建成适宜的目标，例如对于财政部门的职责中若能定量明确经费投入的总量、增长幅度并形成制度性要求，意味着对公共卫生的投入适宜能保证，设施设备也应能配置齐全并适度超前配置；人力保障部门的职责明确，应能会同业务主管部门制定相应的人员激励政策，吸引和稳定高素质人员；各方的职责分工明确，各司其职，协同支持传染病预防与控制工作的氛围自然能够形成，常规工作也能做到有效协调，进而内部的监控考核机制、评价机制和激励机制均能得到落实，管理运行机制能够有效运转。业务部门的管理运行落实有效、组织体系统筹协调、资源有效配置，将能进一步确保服务提供的公平性与可及性、提高预测预警能力，最终提升体系的预防控制效果、满足公众需要，形成良性循环。

第二节　传染病预防与控制突破口落实的预测效果模拟

以明确各方职责为突破口，理论上可以带动一系列要素随之改进，从而达到促进体系完善的效果。基于妇女保健和突发应急处置领域 2 个典型案例中职责明确程度改变带来体系适宜程度改善的成熟经验上，以此作为干预标准，模拟测算以"职责明确"为突破口下，业务部门或支撑部门职责明确程度改变后带来的预期效果，估算重庆市建成适宜传染病防制体系所需的时间。

按照以下 4 种情境进行预期效果的拟合：①自然演变状态：业务部门、支撑部门的职责均按照当前的趋势自然演变；②仅业务部门重视：重点对业务部门的职责明确程度产生影响；③政府高度重视：重点对支撑部门的职责明确程度产生影响；④政府和业务部门均高度重视：业务部门和支撑部门的职责均发生改变。在拟合过程中，重点关注 2021 年（中国共产党建党 100 周年）、2030年（《"健康中国 2030"规划纲要》《"健康重庆 2030"规划纲要》的收官年份）、2035 年（基本实现社会主义现代化）和 2049 年（建国 100 周年）四个时间节点重庆市传染病防制体系是否已达到适宜。

一、各方职责明确程度按自然趋势演变

若无外界施加压力，业务部门、支撑部门各方的职责明确程度将按照既往的趋势自然演变，在此趋势下体系的各要素也将按照既往的趋势自然演变。

重庆市传染病防制体系在自然演变趋势下适宜程度在 2021 年、2030 年、2035 年、2049 年的理论适宜程度分别能够达到适宜标准的 55.3%、68.9%、76.5%、94.2%，最终重庆市的传染病防制体系在 2056 年可达到适宜标准，如表4-2-1 所示。在自然趋势演变情景下，重庆市传染病体系达到适宜标准的时间较长，至少需要 34 年。

表 4-2-1　自然趋势演变情景下重庆市传染病适宜程度与适宜标准比值的趋势预测（%）

情境	不同年份适宜程度与适宜标准比值				达到适宜的年份
	2021 年	2030 年	2035 年	2049 年	
自然演变趋势	55.3	68.9	76.5	94.2	2056 年

二、业务部门重视，重点改善业务部门职责明确程度

当仅有业务部门重视时，能够带来业务部门职责的改善，进而推进关注公众健康的需要程度、功能服务的健全程度、组织体系的完善程度、管理运行的完善程度、把握具体健康的需要水平、把控自然环境等影响公众健康的程度这 6 个要素适宜程度的提升；未能影响支撑部门职责的明确程度，因此资源配置的适宜程度和社会环境的支撑程度将按自然趋势演变。

在业务部门职责明确的基础上，还需要有相应的配套措施落实到位才能带来系列的效果，例如加强组织架构的完善程度和常规工作的内部统筹协调、完善业务部门的激励机制、注重功能服务提供的精细化、提高服务提供的公平性、加强对信息的分析与利用并逐步提升疾病预测预警能力。

以前期总结的妇女保健工作职责演变趋势与改变效果作为干预标准，将业务部门的职责明确程度提升到此标准，并且各项配套措施均落实到位，经测算重庆市传染病体系适宜程度有望在 13 年后达到适宜标准。与自然演变趋势相比，达到适宜标准所需的时间缩短了 21 年左右，如表 4-2-2 所示。

表 4-2-2　重庆市职责明确程度提升到妇女保健工作水平的趋势预测（%）

情境	传染病预防控制体系适宜程度与适宜标准比值									
	4 年后	5 年后	6 年后	7 年后	8 年后	9 年后	10 年后	11 年后	12 年后	13 年后
业务部门重视，职责明确程度提升	65.1	69.3	73.5	77.7	81.9	86.1	90.3	94.5	98.3	100.6

三、政府高度重视，重点改善支撑部门职责明确程度

若政府重视，除了带来业务部门职责明确程度改变外，还能带来支撑部门职责明确程度的提升，从而带来资源配置适宜程度和社会环境支撑程度的改变，更进一步推进体系的完善。在支撑部门职责明确的基础上，还需要有相应的配

套措施落实到位才能带来系列的效果，例如在财力部门职责明确的基础上形成稳定的经费投入机制，明确政府的投入总量并确保稳定增长；通过制定合理的人员激励政策吸引和稳定高素质人才；各方逐渐形成良好的支持环境，加强常规工作的协调能力、理顺体系内部的管理运行机制等。

以前期总结的突发应急处置工作职责演变的趋势与改变效果作为干预标准，业务部门的职责明确程度提升至妇女保健工作的水平，对支撑部门的职责明确程度提升幅度按以下 2 种情况进行模拟。

（一）将支撑部门职责明确程度提升到整体平均水平

若配套政策落实到位，经测算，重庆市传染病体系适宜程度有望在 11 年后达到适宜标准。与业务部门重视相比，政府层面重视并使支撑部门职责明确程度提升到整体平均水平时，重庆达到适宜标准所需时间可进一步缩短 2 年左右，如表 4-2-3 所示。

表 4-2-3　重庆市支撑部门职责明确程度提升到整体平均水平的趋势预测（%）

情境	传染病预防控制体系适宜程度与适宜标准比值							
	4 年后	5 年后	6 年后	7 年后	8 年后	9 年后	10 年后	11 年后
支撑部门职责提升到整体平均水平	68.8	73.8	78.9	84.0	89.1	94.2	98.8	103.0

（二）将支撑部门职责明确程度提升到业务部门水平

若配套政策落实到位，各领域达到适宜的年份将进一步缩短。经测算，重庆市传染病防制体系适宜程度有望在 10 年后达到适宜标准，较支撑部门职责明确程度提升至整体平均水平所需时间缩短 1 年，如表 4-2-4 所示。

表 4-2-4　重庆市支撑部门职责明确程度提升到业务部门平均水平的趋势预测（%）

情境	传染病预防控制体系适宜程度与适宜标准比值							
	4 年后	5 年后	6 年后	7 年后	8 年后	9 年后	10 年后	11 年后
支撑部门职责提升到业务部门平均水平	75.1	79.7	84.4	89.2	94.0	98.8	103.8	—

四、业务部门、支撑部门各方职责明确程度均需改善

若政府和业务部门均高度重视，形成共同推进业务部门、支撑部门职责明确且落实到位的局面，带来体系各要素适宜程度改善的效果将最为明显，达到适宜标准所需的时间也最短。

以前期总结的妇女保健工作和突发应急处置工作的职责演变趋势与改变效果作为干预标准，将业务部门的职责明确程度进一步提升至适宜程度水平，对支撑部门的职责明确程度提升幅度按以下 3 种情况进行模拟。

（一）将支撑部门职责明确程度提升到整体平均水平

若配套政策落实到位，经测算，重庆市传染病防制体系有望在 7 年后达到适宜标准，与自然演变趋势相比，达到适宜标准所需的时间缩短了 27 年左右，如表 4-2-5 所示。

表 4-2-5　重庆市职责明确程度提升到整体平均水平的趋势预测（%）

情境	传染病预防控制体系适宜程度与适宜标准比值							
	4 年后	5 年后	6 年后	7 年后	8 年后	9 年后	10 年后	11 年后
将支撑部门职责明确程度提升到整体平均水平	80.1	88.0	94.2	100.5	—	—	—	—

（二）将支撑部门职责明确程度提升到业务部门水平

若配套政策落实到位，各领域达到适宜标准所需的时间将进一步缩短，经测算，重庆市传染病防制体系将在 7 年后即可达到适宜标准，与自然演变趋势相比，达到适宜标准所需的时间缩短了 27 年左右，如表 4-2-6 所示。

表 4-2-6　重庆市职责明确程度提升到业务部门水平的趋势预测（%）

情境	传染病预防控制体系适宜程度与适宜标准比值							
	4 年后	5 年后	6 年后	7 年后	8 年后	9 年后	10 年后	11 年后
将支撑部门职责明确程度提升到业务部门水平	83.3	90.1	97.0	104.0	—	—	—	—

（三）将支撑部门职责明确程度提升到适宜水平

若配套政策落实到位，各领域达到适宜标准所需的时间理论上可进一步缩短，但经测算，重庆市传染病防制体系达到适宜标准的时间并未变化，将在 7 年后达到适宜标准，如表 4-2-7 所示。

表 4-2-7　重庆市职责明确程度提升到适宜标准的趋势预测（%）

情境	传染病预防控制体系适宜程度与适宜标准比值							
	4 年后	5 年后	6 年后	7 年后	8 年后	9 年后	10 年后	11 年后
将支撑部门职责明确程度提升到适宜水平	83.6	90.4	97.4	104.6	—	—	—	—

综上所述，在突破方向明确、相应配套政策措施落实到位的前提下，重庆市实现建设适宜传染病防制体系的目标是可行的。

第五章 重庆市传染病预防与控制体系优化策略

传染病防制是公共卫生建设的重要一环，也是《"健康重庆2030"规划纲要》落实的重要体现。根据对重庆市传染病防制体系优劣势的梳理，已基本明确体系的根源性问题在于关键支撑部门等相关部门职责不清、不可考核，针对该问题的作用机制，提出重庆市建成适宜水平传染病防制体系的优化策略。

一、强化宏观环境对疾病预防与控制工作开展的支撑力度

（一）明确外部支撑部门职责，促进健康战略的落实

重庆市当前已然形成了将健康作为优先发展战略的氛围，且政府等各方对传染病防制给予了高度的重视，为防制工作的开展以及健康战略的推进奠定了良好的基础。以此为基准，由政府牵头对相关部门在落实健康优先战略中的责任做到切实划分，做到明确可考核，尤其应确保人力、财力、政策保障、医保等关键支撑部门的职责分工明确，以改变当前关键支撑部门、其他支撑部门等在落实健康战略过程中职责分工不清晰、不可考核的状态。

在形成优先发展氛围的基础上，政府应引导各部门根据健康战略要求形成一系列配套、可操作的政策文件、规范和措施等，起到规范和引导效应。例如，可由市政府每年出台推进"健康重庆2030"落实的重点任务或工作要点的相关政策文件。政府需引导各部门细化相应的推进方案，每项健康措施都要列出计划方案，展现明确的时间节点以及路径图，并明确责任人，确保职责任务可落实。

针对当前人力、财政等关注支撑部门考核评价不佳的问题，政府应设置考核评价标准，作为对关键支撑部门业绩考评的重要依据之一。如将健康结果指标纳入政府的目标、绩效考核评价体系，或借鉴发达城市健康工作考核方式，对职责落实不力的部分关键部门实行一票否决制，确保健康优先发展战略落到实处。在关键支撑部门等相关部门职责分工、配套政策与措施、考核评价机制基本成熟的基础上，逐步纳入地方法律法规体系建设，提升对相关部门尤其是关键支撑部门的刚性约束力。

（二）完善公共卫生法律法规，强化依法治理

将"预防为主"方针纳入法制的体系范畴，夯实全民健康的法律基础，完善公共卫生法律体系建设。"预防为主"始终是我国卫生健康工作的重要方针之一，是实现全民健康的最根本举措。需将"预防为主"纳入法制范畴，成为真正的卫生健康工作的先导，要加大对公共卫生事业价值的正面宣传与舆论引导，营造社会各方认同健康优先发展、"预防为主"的氛围，提高各方对公共卫生人员的认可度。

及时修订完善法律法规，确保"有法可依""有法必依"。我国已建立了涵盖"法律—法规—规范"的传染病、突发卫生应急法律规制体系，完善的公共卫生法律规制对引领、规范体系运行的作用不可替代。建议依据社会发展需求、公众健康需要、疾病风险趋势的变化进行修订。一方面，及时、主动地修订《中华人民共和国传染病防治法》等法律法规，并完善相关的实施细则、规范、指南，明确、细致地规定各方的责任权利、行为规范、实施程序，确保各方"有法可依""依法办事"。另一方面，完善、细化法律法规中的约束条款，建立严格的法律惩戒措施，增强法律法规的操作性和威慑力，约束各方的行为，强化各方"有法必依""违法必究"的意识。

（三）营造社会各方认同传染病防制价值的氛围

将"健康中国战略"纳入各部门行动计划。为有效推进"健康中国战略"的落实，建议重庆市成立健康中国推进专门协调机构，并明确疾病预防控制体系的核心地位，负责统筹推进健康中国建设的具体工作。在操作层面，明确划分各部门在落实健康中国战略中的责任、任务；要求各部门围绕"健康优先"出台相应的措施、方案，明确推进的时间表；将各部门落实健康中国战略的结果纳入政府绩效考评体系，加大考核权重，甚至对落实不力的部门采取"一票否决"，改变"健康融万策"形同口号的局面。

首先，政府应鼓励专业传染病防制机构、相关研究机构和协会等与时俱进地掌握传染病防制的新理论和新技术方法，鼓励其将所掌握的新技术和新方法转化为实践应用，鼓励更多传染病防制工作实践转化应用的产出。其次，应形成社会各方广泛认同公共卫生价值的氛围，尤其是政府、相关部门的决策和执行者应认可公共卫生的价值，认可传染病防制工作开展的价值。

二、持续优化疾病预防与控制体系运行的资源配置

（一）建立专业胜任且稳定的疾病预防与控制人员队伍

人力是开展传染病防制工作的根本。在政策、经济、文化氛围等形成的基础上，还应注重建设专业胜任、激励有效且稳定的人员队伍，人才的吸引和稳定对工作开展尤为重要。吸引人才和稳定人才是队伍建设发展的关键。在吸引人才方面，首先，应持续提升传染病防制人员的社会地位，政府应引导各方认可传染病防制工作的价值，从而提升防制人员的职业认同感和荣誉感；其次，在合理测算工资的基础上，应提升传染病防制专业人员的收入水平，至少应提高到与所在地区同级综合医院卫生技术人员的薪酬水平相当，并有薪酬增长机制；再次，科学评价个人工作绩效，建立以能力和绩效为基础的薪酬激励制度，充分调动专业人员的积极性；最后，在营造吸引人才和稳定人才的环境氛围下，建立严格的人才准入制度，明确专业人员的学历、专业、资历等准入标准，严格控制非专业人员进入专业机构。以此可补足当前激励不足、专业人才缺乏、队伍不稳的短板。

在稳定人才方面，首先，建议政府赋予传染病防制专业机构调整绩效分配的自主权，将收入与知识技能、职业风险等要素挂钩，真正体现骨干人才的价值；其次，建立规范的专业技能培训和骨干人才培养制度，确保职业发展的可持续性，解决当前激励不足、队伍稳定性不高的短板；最后，完善人事编制制度，建立防制紧缺人才绿色引进通道，结合高层次人才队伍建设及疾病预防控制工作的实际，加强疾控机构编制保障，适当提高疾控机构专业技术高级岗位结构比例，健全疾控高端人才引进机制，建立与外省市及高校等机构合作培养、柔性引进的制度体系，设立首席公共卫生专家制度。推动医防融合和复合型人才培养，建立疾控中心和医院互派工作制度，形成内科、感染等临床医师和疾控专业技术人员定期交叉开展临床、疾控能力训练的机制。

（二）完善基础设施设备建设，健全储备与更新制度

设施设备是落实公共卫生任务的保障，一方面，建议加强体系的基础设施建设，确保建筑面积、功能分区符合国家标准要求；合理配置各类仪器设备，确保数量、种类能够支撑工作任务的落实，尤其是保障重点领域的专业设备配

置适度超前，解决设施设备陈旧的问题。另一方面，建立专业设施设备的折旧、更新制度，及时更新不符合要求的设施设备，确保先进性和维持良好的运行条件；探索建立应急物资储备制度，按照规定的应急物资储备目录和标准，统一规划，扭转对设施设备物资一次性投入的局面，避免由于储备不佳所导致的资源浪费。

（三）建立投入适宜、稳定增长的投入机制

一方面，急需强化政府对体系的投入责任，根据体系承担的职能和服务，核定财政投入，以法律法规形式确保全额投入，并建立稳定的增长机制，确保投入增长幅度不低于 GDP 的增长幅度，形成投入适宜、增长稳定的制度保障，解决投入不足和投入随意的问题。另一方面，注重优化投入的结构，对人员经费、公用经费等经常性支出维持经费倾斜，扭转依赖专项资金应急和预防服务收入维持体系运转的现象。持续加大财政对疾控体系投入的力度，为疾病预防控制工作正常开展提供相应保障。根据公共卫生事业发展需要，足额保障基础设施设备等发展建设经费，按照预算管理要求和支出标准，安排所需人员经费、公用经费，根据任务完成和绩效考核情况，加大各类疾病预防控制项目经费支持力度，以适应全市人民健康及危险因素监测评估的需要。

（四）加强区域健康信息互通，提升健康风险预警能力

信息收集和利用是提升公共卫生服务能力的重要基础。建议运用区块链、云平台、大数据等技术，深度融合公共卫生信息、医疗服务信息以及其他人群健康相关信息，实现区域内健康信息的互联互通，能够在政府、相关部门、专业机构和其他组织间跨部门、跨领域交流共享，解决信息"孤岛"的问题。在此基础上，注重实时利用、分析各类信息，掌握疾病与健康风险本底情况，加强对影响居民健康的重大疾病和主要健康危险因素的分析与预测，尤其是对新发传染病、呼吸道传播疾病等的早期预测预警，支撑快速反应和科学决策，消灭"僵尸信息"。

三、完善分工明确、行之有效的管理体制和工作机制

（一）明确支撑部门的职责分工

围绕常规工作展开，政府需牵头统筹、清晰界定各个部门的职责、分工和

具体任务,细化工作流程、任务数量和质量要求,过程、结果评估标准与考核指标,完善责任追究制度等,并据此考核各部门的职责落实情况,尤其是要确保关键支撑部门、其他相关部门等的职责清晰、可考核,切实解决"支撑部门职责不清晰、不可考核"的根源问题。针对每个部门或机构,研制相应的评价指标,评价指标体系应以公众健康为导向,重点需将主要健康状况指标纳入评价指标中,使评价指标定量可考核,确保考核过程具有可操作性。

（二）完善疾病预防控制管理体制

参照管理学能级原理,目前我国疾病预防控制、卫生应急管理部门在行使管理职能时,先要通过同级别的疾病预防控制中心才能获得业务管理、服务提供与技术支持;而当疾病预防控制中心在发现传染病疫情或突发公共卫生事件时,需要先向疾病预防控制、卫生应急管理部门汇报,等待卫生健康行政机关决策后方能采取措施,常导致决策滞后、处置迟缓。公共产品的筹资、组织、管理和提供等均为政府职责,追求的是"高效率的公平",尤其是突发公共卫生事件的处置。因此,为提高体系的运作效率,建议参照应急管理部消防救援局的模式,将卫生健康行政机关内设的疾病预防控制、卫生应急管理部门与同级别的疾病预防控制中心合并,成立新的疾病预防控制管理与处置机构,履行政府对疾病预防控制的组织、行政管理、技术支持和服务提供等职能,并由法律授权,在面对重大疫情或突发公共卫生事件时具有决策权、处置权,实现综合管理、精准施策,解决管理低效和应对迟缓的问题。

（三）建立健全传染病防制常规工作协调机制

卫生健康行政部门、疾病预防控制中心、医院、社区等卫生健康领域业务部门的职责相对清晰,但由于条块分割现象明显,各部门间的职责划分难免交叉,容易造成多头管理、互相推诿的现象;而财力（承担筹资职责）、人力（承担薪酬待遇保障职责）等其他部门的职责界定相对不清晰、不可考核。此次应对新冠肺炎疫情做到了统筹协调、有效协作;但由于缺少类似的协调机制,且不同部门分管领导不同,沟通、协调、配合不到位、不及时,因此在常规工作开展时难以形成有效合力。

分工明确、统一协调有助于发挥体系功能、实现体系目标。在常态下,首先应以明确各方职责为突破口,纵向上明确市、区（县）、基层不同层级部门和机构的定位及差异，横向上清晰界定各部门的职责、分工与具体任务，明确工作流程、任务数量和质量要求，保证纵向到底、横向到边，解决各部门"职责不清晰、不可考"的问题。其次应将"战时"应对重大公共卫生问题的协调机制"常态化"，建议由政府牵头或授权委托，建立、健全公共卫生常态工作的协调领导小组或协调机制，统筹协调各部门有效沟通、上下联动，改变常态工作协调乏力的局面，更好地发挥协同作用。

四、推进业务部门各项职责分工的落实

（一）根据公众健康需要及时调整防制目标设置

传染病预防与控制领域防制目标的设置均应以保障公众健康、促进社会发展为最终目的，卫生健康部门、专业机构和其他各部门应整合已掌握的公众对传染病防制相关的健康需要，将公众最迫切的健康需要转为工作开展的主要方向，确保所设置的目标能够广泛满足公众需要，并根据公众健康需要的动态变化及时对防制目标合理增减，以达到工作成效最大化。

（二）重视流动人口、老年人口等重点人群服务

针对重庆市人口结构的特点，需重点解决其对传染病防制服务的诉求，如保障流动儿童的疫苗接种覆盖范围等，从而不断提高服务提供的公平性。可参照发达城市妇幼保健领域形式，提出针对户籍人口、常住非户籍人口、流动人口三个层次人群健康情况上报的相关要求，以及老年人预防接种的相关措施，可极大地降低社会疾病的经济负担。可通过开展健康教育，提高重点人群的疫苗接种意愿和接种率。将老年人预防接种疫苗纳入医保，分步骤分比例，逐步提高老年人预防接种服务的可及性和公平性。致力于重点人群服务的可及性，最终体现公共卫生促进健康公平的宗旨，助力解决重庆市传染病防制体系服务提供不公平的现象。

（三）打破信息共享屏障，促进信息的充分利用

在传染病预防与控制信息监测系统的基础上，建议从顶层设计入手，加快建成全市疾控信息平台。基于全民健康信息平台，依托城市大数据资源中心，实现多部门数据资源的汇集、调用和应用，建成联通各级医疗卫生单位，包括

应急管理、传染病、免疫规划、慢病及危险因素、职业病防治、学校卫生、环境卫生、实验室管理、病媒监测、地方病、食品安全、精神卫生、结核病防治等的业务系统，汇集各类健康危险因素监测信息，实现多源数据、多点触发的智能监测预测预警智慧平台，发挥其支撑政府决策和服务民生的作用。将传染病监测系统融入区域人口信息平台的建设中，打破信息共享屏障。注重卫生信息人才的引入与培养，加强各类公众健康信息的实时分析和利用，掌握疾病本底情况，识别主要风险因素，及时预测预警主要传染病风险及其变化趋势。针对重庆市人口密度高、国际交往频繁、人口流动大等带来的传染病高发风险，应加强对输入性传染病、新发传染病、呼吸道传播传染病的监测预警，力争"早发现、早预警、早处置"。

综上，本研究对传染病防制体系进行了初步的量化探索，且在对优势与薄弱环节进行梳理的基础上，研制了突破口模拟与相关配套策略，对后续配套建议的实施效果还需持续加以验证。本研究探索了重庆市传染病防制体系的建设情况，将城市维度扩展，后续可探索评价国内与国际大城市传染病防制体系建设情况。除此之外，研究角度还可进一步细化，可精确到某一具体传染病问题，对其防制现状进行系统性评价。

[1] 李兰娟 . 感染病学 [M]. 3 版 . 北京：人民卫生出版社，2015.

[2] 桑米 . "非典"十一年回望 [J]. 当代护士（上旬刊），2014(5)：12-14.

[3] 李立明 . 公共卫生与预防医学导论 [M]. 北京：人民卫生出版社，2017.

[4]《中国卫生年鉴》编辑委员会 . 中国卫生年鉴 2003[M]. 北京：人民卫生出版社，2003：178.

[5] 崔钧 . 改革开放以来我国疾病预防控制体系的发展历程与经验启示 [J]. 三峡大学学报（人文社会科学版），2020，42(4)：18-23.

[6] 楚安娜，许迎喜，吕全军，等 . 中国公共卫生体系建设面临的挑战与对策 [J]. 中国初级卫生保健，2013(12)：1-4.

[7] 王国强 . 中国疾病预防控制 60 年 [M]. 北京：中国人口出版社，2015.

[8] 潘锋 . 新中国 70 年传染病防控成就举世瞩目——访中国科学院院士，中国疾病预防控制中心主任高福教授 [J]. 中国医药导报，2019(27)：1-6.

[9] 习近平 . 习近平谈治国理政：第二卷 [M]. 北京：外文出版社，2017：370.

[10] 傅亚娟 . 新型冠状病毒肺炎疫情防控形势下医疗机构公共卫生工作的新定位 [J]. 疾病监测，2021，36(2): 114-119.

[11] 刘波，姚建义 . 美国疾控中心卫生应急体系探究 [J]. 中国公共卫生管理，2012，28(6)：01-705.

[12] 黄晓燕，张乐 . 印度公共卫生医疗体系 [J]. 南亚研究季刊，2006(4)：8-13，123.

[13] 李舒曼，王倩云，单婵娟，等 . 澳大利亚疾病预防体系对我国预防慢性病防控的启示 [J]. 中国公共卫生管理，2016，32(4)：468-470+434.

[14] WHO. Protocal for theassessment of national communicable disease surveillance and response systems[J]. Geneva：WHO，2001.

[15] WHO. Overview of the whoframe work for monitoring and evaluating surveillance and response systems for communicable diseases[J]. Weekly Epidemiol Rec，2004，79(36)：322-326.

[16] Walker N，Stover J，Stanecki K. The workbook approach to making estimates and projecting future scenarios of HIV/AIDS in countries with lowlevel and concentrate depidemics[J].Sex Transm Infect，2004，80：10-13.

[17] Gollust SE，Jacobson PD. Privatization of Public Services：Organizational Reform Efforts in Public Education and Public Health[J]. American Journal of Public Health，2006，96(10)：1733-1739.

[18] Wranik DW，Drier-CoppM. Physician remuneration methods for family physicians in Canada: expected outcomes and lessons learned[J]. Health Care Anal，2010，18(1)：35-39.

[19] Daniel KK. Physician compensation in a world of health system consolidation and integration[J]. Health Manage，2013，58(2)：87-91.

[20] Tijdens K, de Vries HD，Steinmetz S. Health workforce remuneration：comparing wage levels，ranking and dispersion of 16 occupational groups in 20 countries[J]. Human Resources for Health，2013，26(1)：1-15.

[21] 张未寒，王子军．中国传染病监测系统综合评价指标体系构建[J]. 中国公共卫生，2014，30(6)：786-789.

[22] 刘守钦，张军，周林，等．济南市县级疾病预防控制机构传染病防治能力综合评价指标体系研究[J]. 预防医学论坛，2010，16(8): 693-695.

[23] 徐兰英，李肖红，李国伟，等．2009—2017年郑州市传染病自动预警系统运行情况分析[J]. 现代预防医学，2019，46(3)：527-531.

[24] 张新雷，叶素素，张晓峰，等．传染病现场防控装备体系论证研究[J]. 医疗卫生装备，2018，39(4)：24-29.

[25] 邢冬梅．疾病预防控制中心传染病防控能力评价体系构建及实证研究[D]. 包头：内蒙古科技大学包头医学院，2013.

[26] 夏宇，李耀祖，景翔，等．沪陕传染病防控体系管理运行机制完善程度研究[J]. 预防医学论坛，2019，25(4)：269-271，275.

[27] 李耀祖，景翔，焦安安，等 . 沪陕传染病防控体系管理与监控机制齐全程度研究 [J]. 预防医学论坛，2019，25(4)：241-243，268.

[28] 蒲懿 . 云南省传染病防控管理与监控机制健全程度研究 [D]. 重庆：重庆医科大学，2020.

[29] 李俊平，马春微 . 传染病防治体系存在问题及对策研究 [J]. 世界最新医学信息文摘，2017，17(35)：36+44.

[30] 邹郁松 . 我国传染病现状及防治体系建设 [J]. 医学研究杂志，2007，36(1)：14-17+29.

[31] Donabedian A.Quality of care: problems of measurement. Ⅱ.Some issues in evaluating the quality of nursing care[J]. Am J Public Health Nations health，1969，59(10)：1833-1836.

[32] Ellencweig AY. Analysing Health Systems：a Modular Approach[M]. New York：Oxford University Press，1992：38.

[33] Turnock BJ. Public Health：What It Is and How It Works[M]. Burlington：Jones & Bartlett Learning，2012：104.

[34] Koyuncu A. Public Health Law[M]. Berlin：Springer Netherlands，2008.

[35] Magnusson R. Public Health Law：Power，Duty，Restraint[J]. Journal of Legal Medicine，2003，22(4)：581-588.

[36] 中华人民共和国全国人民代表大会 .《中华人民共和国宪法》[EB/OL].（2004-03-14）[2022-04-03]. http://www.npc.gov.cn/npc/xinwen/node_505.htm.

[37] Maxwell R. Health and Wealth[R]. Lexington：D.C. Health，1981.

[38] 李鲁 . 社会医学 [M]. 北京：人民卫生出版社，2013.

[39] Napier AD，Ancarno C，Butler B，et al. Culture and Health：The Lancet[J]. Lancet，2014，384(4)：1607-1639.

[40] Institute of medicine，Board on neuroscience and behavioral health. Speaking of health: Assessing health communication strategies for diverse populations[M]. Washington DC：National academies press，2002.

[41] 卢文艳 . 重庆市江北区预防接种人员和免疫规划服务体系现状分析 [J]. 疾病预防控制通报，2020，35(6)：51-53.

[42] 王丽坤，张艳春，张丽芳，等．疾病预防控制机构人员积极性影响因素分析 [J]. 中国公共卫生，2014，30(4)：463-465.

[43] 陈静，刘宇，唐孝富．上海重庆两市区县疾控中心第一轮体系建设分析 [J]. 中国公共卫生管理，2008，24(6)：611-613.

[44] 张镝，顾万江，王宇．重庆市区县疾控中心实验室检测资源现状调查 [J]. 中国公共卫生管理，2019，35(5)：700-705.

[45] 张燕，幸奠国．重庆市区县疾病预防控制中心基础设施设备调查 [J]. 现代预防医学，2013，40(11)：2060-2062.

[46] 张燕，幸奠国，王星月，等．当前疾病预防控制体系存在的问题、形势与对策——以重庆市的疾病预防控制体系为例 [J]. 中国卫生事业管理，2009，26(10)：711-712.

[47] 赵自雄，赵嘉，马家奇．我国传染病监测信息系统发展与整合建设构想 [J]. 疾病监测，2018，33(5)：423-427.

[48] 宋君．健康城市建设中多部门合作现状与对策研究 [J]. 医学与哲学，2014，35(7)：21654-21657.

[49] 重庆市卫生健康委员会．关于市政协五届三次会议第 0529 号重点提案办理情况摘要公开内容 [EB/OL]. （2020-11-06）[2022-07-22]. http://wsjkw.cq.gov.cn/ztzl_242/rdjyzxta/zxta/202011/t20201106_8438205.html.

[50] 傅华．以"大卫生大健康观"来建设现代公共卫生体系 [J]. 上海预防医学，2017，29(10)：750-753.

[51] 刘苗苗，徐凌忠，李伯阳，等．目标设置科学合理对京沪妇女保健工作效果的影响 [J]. 中国农村卫生事业管理，2019，39(2)：134-138.

[52] 王宇，杨功焕，曾光，等．中国公共卫生：理论卷 [M]. 北京：中国协和医科大学出版社，2013.

[53] 李芳伟，付先知，孙长青．重庆市卫生服务利用公平性的集中指数评价 [J]. 卫生经济研究，2018(7)：45-47.

[54] 陶艺，钟晓妮，文小焱．重庆市医疗卫生资源配置公平性研究 [J]. 上海交通大学学报（医学版），2016，36(2)：285-290，301.

[55] 邓小莉．重庆地区流动儿童免疫计划疫苗预防接种调查 [J]. 深圳中西医

结合杂志，2017，27(1)：134-135.

[56] 程颖，李娟，彭质斌，等 . 我国 60 岁及以上老年人部分传染病防控形势与对策建议分析 [J]. 中华流行病学杂志，2021，42(1)：28-32.

[57] 何苇杭，周红梅，魏双盈 . 论信息系统项目开发的风险识别 [J]. 武汉理工大学学报（信息与管理工程版），2006，28(10)：134-137.

[58] 范春 . 公共卫生学 [M]. 厦门：厦门大学出版社，2009：313-314.

[59] Denic N，Moracanin V，Milic M，et al. Risk management in information system projects[J]. Tehnicki Vjesnik，2014，21(6)：1239-1242.

[60] 刘燕 . 风险管理及其模型 [M]. 郑州：郑州大学出版社，2015.

[61] 重庆市人民政府 . 《"健康重庆 2030"规划》简介 [EB/OL].（2018-08-09）[2022-07-22]. http://www.cq.gov.cn/zwgk/zfxxgkml/zdlyxxgk/shgysy/jbylws/201808/t20180809_8806572.html.

后记

本书是重庆市人文社科重点研究基地——医学与社会发展研究中心支持的项目研究成果之一。作者于 2017 年作为主要成员参与复旦大学公共卫生学院郝模教授的《上海市加强公共卫生体系建设三年行动计划》项目，该项目旨在进一步完善公共卫生体系建设，明确与现代化国际大都市定位相匹配的公共卫生体系的发展方向与评价标准，并提出实现建设目标的策略和措施。本书内容是总课题的其中一部分，围绕重庆市传染病领域所需应对的问题，利用项目组前期研制的一流公共卫生体系的定位和标准，对重庆市传染病防制体系现状系统评价并提出优化策略。经过近 3 年时间的笔耕不辍和反复打磨，终于成功付梓。

在本书撰写过程中，得到了很多学者与老师的支持和帮助，在此对他们表示真诚的感谢。感谢复旦大学公共卫生学院郝模教授团队的全体成员、重庆医科大学蒲川教授、四川省疾病预防控制中心严云鹰、重庆医科大学蔡奇芮、钱隆的无私帮助，正是因为有了他们的支持和帮助，本书才能顺利出版。

本书在写作过程中参考了大量的国内外学术资料，在此，向作者们表示真诚的谢意。向为本书付出辛勤劳动的编辑们表示真诚的谢意。

尺之木必有节目，寸之玉必有瑕瓋。尽管我竭智尽力，仍然不能避免某些观点、结论有失偏颇，甚至纰缪之处，敬请专家、学者、广大读者不吝指正！

陈菲

2022 年 8 月